# 好孕从调理体质开始：中医备孕计划

刘敏　梁华丽 主编

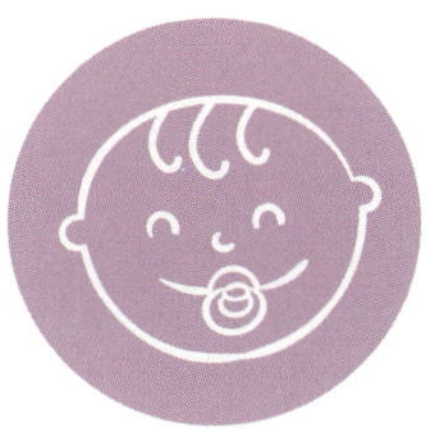

化学工业出版社

· 北京 ·

本册编写人员名单
名誉主编：周从容
主　　编：刘　敏　梁华丽
副 主 编：刘碧怀
编写人员：刘　敏　梁华丽　刘碧怀　向雨欣　冷　玲

图书在版编目（CIP）数据

好孕从调理体质开始：中医备孕计划 / 刘敏，梁华丽主编. -- 北京：化学工业出版社，2025. 11.
ISBN 978-7-122-49491-7

I. R169.1; R271.4

中国国家版本馆 CIP 数据核字第 20254VW413 号

责任编辑：杨晓璐　杨骏翼　　　装帧设计：逗号张文化
责任校对：李　爽

出版发行：化学工业出版社（北京市东城区青年湖南街13号　邮政编码100011）
印　　装：中煤（北京）印务有限公司
710mm×1000mm　1/16　印张5½　字数100千字　2025年11月北京第1版第1次印刷

购书咨询：010-64518888　　　售后服务：010-64518899
网　　址：http://www.cip.com.cn
凡购买本书，如有缺损质量问题，本社销售中心负责调换。

定　　价：39.80元

# 前言

如今老百姓对身心健康的需求已迈入全面升级的新阶段，呈现出从“被动治病”到“主动调养”的根本性转变。更多的人越来越愿意去了解专业的医学知识，以中西医结合的思维来进行日常身体养护和疾病调理。

四川大学华西第二医院成华妇女儿童医院（成都市成华区妇幼保健院)在长期致力于为妇女儿童身心健康保驾护航的基础上，又结合自身的能力特点，在上班族常见病调理、骨与关节保健和疾病治疗中也发展出了自己的专科特色。

在日常诊疗工作中，我们真切感受到老百姓对医疗知识了解得越多,在身体调理、疾病治疗中收益就越大:但我们也越来越多地看到,网络信息良莠不齐，时常误导老百姓的就医行为，甚至带来一些不可逆的伤害，所以我们组织医院各科室专业过硬、善于与患者沟通的一线专家，深挖患者门诊常见问题，组织编写了以下5个分册的科普图书——

《好孕从调理体质开始：中医备孕计划》：本书指导您如何通过中西医结合的方式调理体质，营造最佳的受孕环境，为新生命的到来做好更充分的准备。

《儿童常见病识别与家庭养护计划》：针对家长最为焦虑的儿童健康问题，教您如何辨别常见病症的苗头，并运用中医温和有效的方法进行家庭护理，助力孩子健康成长。

《骨与关节健康养护计划》：聚焦困扰各年龄段人群的筋骨问题，从日常养护到功能锻炼，提供系统的保健方案，让骨与关节更健康。

《女性身体养护计划》：关注女性的健康问题，从营养膳食、科学运动、心理调适、中医调理等多个维度出发，为您提供切实可行的行动方案，呵护身心健康。

《上班族体质调理计划》：针对现代职场人士常见的亚健康状态，如疲劳、压力、肥胖等问题，提供简便易行的中医调理建议，帮助您重拾生活与工作的活力。

本套丛书语言力求通俗易懂，方法追求实用安全，旨在将专业的中医知识转化为每个家庭都能理解和操作的日常实践。我们不仅告诉您“为什么”，更着重指导您“怎么做”，成为您放心学习、多次翻看的日常健康生活指南。

由于水平所限，书中难免有疏漏之处，恳请各位读者和同仁不吝指正。最后，祝愿每一位翻开此书的朋友，都能收获健康、平和与喜悦。

四川大学华西第二医院成华妇女儿童医院

（成都市成华区妇幼保健院）

目录

# 第一章 调理体质，轻松怀上最棒的一胎

## 第二章 特殊人群备孕策略

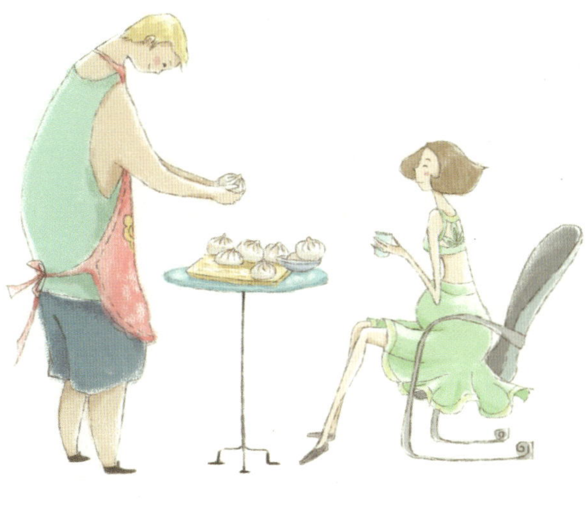

## 第三章 正确认识不孕不育——科学备孕，轻松迎接好孕



## 第四章 中医特色疗法助孕

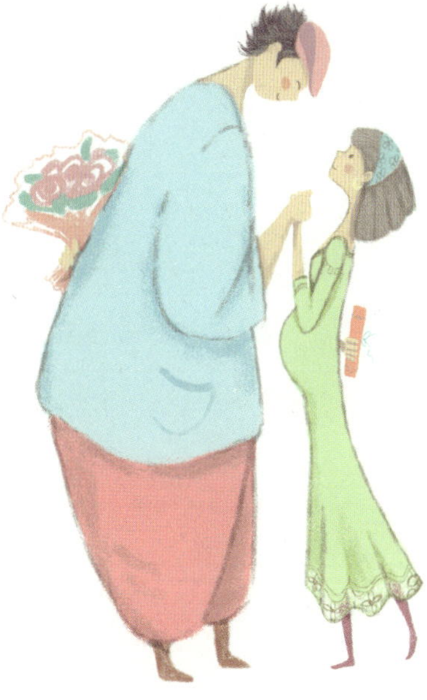

# 第一章

# 调理体质，轻松怀上最棒的一胎

您是否准备好做爸爸妈妈了？

中医调理体质让新手爸妈们更稳、更轻松。

让我们用科学调理浇灌，

以健康习惯耕耘，

迎接新生命的到来！

## 我平时身体挺健康的，生活也规律，是不是就可以不做孕前检查了

这确实是很多备孕夫妻的常见想法。但事实上自我感觉健康和适合孕育健康宝宝之间，可能藏着不少隐形鸿沟。孕前检查并非可有可无，它就像新生命旅程的“安全护航仪”，能帮我们提前排查风险，让宝宝的到来更安心。

### “感觉健康”≠“适合怀孕”，这些隐患可能藏在暗处

身体没有明显不适，不代表生殖系统、遗传基因或潜在疾病状态适合孕育。很多影响胎儿健康的问题，早期可能毫无症状。

**隐性遗传病：**比如地中海贫血，在我国南方（广西、广东、海南等地）高发，地中海贫血基因携带率远超全球平均水平。携带基因的人可能一辈子不发病，但如果夫妻双方都是同类型地贫携带者，胎儿有25%的概率患上重型地贫，出生后需要终身输血或骨髓移植，给家庭带来沉重负担。而孕前基因筛查能提前发现这一风险，通过产前诊断等手段避免悲剧。

**无症状传染病：**风疹病毒、乙肝病毒、梅毒等病原体，可能在体内潜伏而不表现出症状。比如风疹病毒，孕妇孕早期感染后，即使自身没感觉，也可能导致胎儿出现先天性心脏病、白内障、耳聋等严重畸形；乙肝病毒可通过母婴传播，若孕前未发现，胎儿感染率可达30%以上，而规范治疗后能将风险降到10%以下。

**隐匿性内分泌问题：**甲状腺功能减退（甲减）是常见的“隐

形杀手”，很多人平时没有明显不适，但孕期甲减会严重影响胎儿大脑发育，导致智力迟缓、生长受限。孕前检查通过检测促甲状腺激素就能早期发现，及时用药调整后可完全避免风险。

## 孕前检查的核心价值：从源头为宝宝“排雷”

孕前检查的意义，远不止“查病”，更在于为胎儿的健康打个“预防针”。

**· 拦截出生缺陷**

孕前检查能针对性筛查遗传代谢病、染色体异常等问题。比如通过染色体检查，可发现染色体平衡易位等异常，这类问题可能导致反复流产或胎儿畸形，提前干预能显著降低风险。

**· 为孕期“扫清障碍”**

女性的身体状态直接决定孕期是否顺利。比如高血压、糖尿病等慢性病，若孕前未控制，孕期可能引发子痫前期、巨大儿、早产等并发症。通过孕前检查，医生能制订个性化方案（如调整用药、控制血糖），让身体在最佳状态下迎接怀孕。

**· 阻断母婴传播风险**

艾滋病、梅毒等性传播疾病，以及弓形虫（养宠物家庭需重点关注）等病原体，可通过胎盘或产道感染胎儿。孕前检查能及时发现并规范治疗，比如梅毒患者经正规治疗后，可完全避免胎儿感染；弓形虫抗体阴性者，可提前做好防护，如远离猫砂、不吃生肉。

**· 给夫妻吃颗“定心丸”**

备孕过程中，焦虑情绪可能影响受孕。孕前检查不仅能排查身体问题，医生还会提供专业指导，比如讲解孕期注意事项、解答生育困惑，帮助夫妻以更从容的心态迎接新生命。

## 孕前检查包括哪些项目

### 常规项目

建议备孕前3~6个月检查。

| 类别 | 关键检查 | 重点意义 |
|---|---|---|
| 基础体检 | 身高体重、血压 | 评估BMI是否正常，排查高血压（防子痫前期） |
| 实验室检查 | 血常规、尿常规 | 查贫血、感染、肾脏疾病 |
| | 肝功能（含乙肝）、肾功能 | 乙肝母婴阻断，评估肝肾耐受妊娠能力 |
| | 甲状腺功能（TSH） | 甲减/甲亢影响胎儿智力，需提前用药调整 |
| | 传染病四项（乙肝、梅毒、艾滋、丙肝） | 避免母婴传播，乙肝规范治疗可降低感染率至<10% |
| | TORCH（弓形虫、风疹病毒、巨细胞病毒、单纯疱疹病毒） | 防胎儿畸形（如风疹致先心病），未感染者可接种疫苗 |
| | 血糖 | 排查孕前糖尿病，防巨大儿、早产 |
| 生殖检查 | 女性：妇科超声、宫颈筛查 | 查子宫肌瘤、卵巢囊肿、宫颈癌前病变 |
| | 男性：精液分析 | 看精子数量、活力（正常活力≥42%） |
| 其他 | 口腔检查 | 治龋齿、拔智齿，防孕期牙痛无法用药 |

### 重点人群加查项

**有家族遗传病史：**比如直系亲属中有唐氏综合征、血友病等疾病，需通过染色体检查评估风险。

**养宠家庭：**宠物可能携带弓形虫，孕前需检查抗体，若未感染可提前预防，若已感染需治愈后再怀孕。

**35岁以上高龄备孕：**卵巢功能下降、染色体异常风险增加，建议加查 AMH（卵巢功能指标）和染色体核型分析。

**有不良孕产史：**比如曾发生流产、死胎、胎儿畸形，需排查子宫异常、免疫问题等潜在原因。

## 备孕期间吃喝玩乐都不能随心而定了吗

“准备怀孕了，是不是奶茶不能喝、火锅不能吃，连出去玩都要小心翼翼？”不少备孕夫妻都会有这样的困惑。其实备孕期间的生活方式调整，并非要和快乐彻底切割，而是让身体处于更适合孕育的状态，而不是要失去生活的乐趣。偶尔喝一杯奶茶、熬夜看一场球赛，不会毁掉备孕计划；但长期坚持健康的饮食、适度的运动、规律的作息，却能为新生命的到来筑牢基础。所以关键是在随心和健康之间找到平衡，既不用过度焦虑，也不能完全放任。

### 饮食不是“什么都不能吃”而是“这样吃更好”

备孕饮食的核心是营养均衡而非盲目忌口。每天的食物像一座营养金字塔，底层是谷薯类，中层是蔬菜、水果、肉禽蛋鱼，上层是奶类、坚果，这样搭配能为卵子和精子提供充足“养料”。

· 该多吃的“好孕食物”

谷薯类每天吃250~300克，它们富含膳食纤维和B族维生素；蔬菜类每天300~500克，每周一次含碘海产品。

**优质蛋白也不能少：**每天1个鸡蛋、300毫升牛奶，80~130克的瘦肉和鱼虾，就能满足需求。

· 确实要“踩刹车”的食物

酒精是明确的“禁区”，即使少量也可能干扰胎儿神经发育，增加流产风险，WHO建议备孕前3个月就应完全戒酒。未灭菌的生乳、刺身、三分熟牛排等生食也要避开，它们可能携带李斯特菌、弓形虫等病原体，引发感染影响受孕。

高糖高油食物（奶茶、油炸食品）和腌制食品（咸菜、腊肉）则要“限量”，前者可能导致体重快速上升，影响排卵；后者含有的亚硝酸盐会干扰内分泌，降低受孕概率。

**总结：**不用为偶尔吃一次火锅、喝一杯咖啡过度焦虑，但长期保持“多天然、少加工”的饮食模式，更利于为备孕“加分”。

## 运动不用“疯狂健身”，适度锻炼更助孕

备孕不是要练出马甲线，而是通过运动改善体质、促进气血循环，让生殖系统处于“活跃状态”。

· 推荐的运动清单

**每周150分钟中等强度有氧运动**

快走（每次30分钟，饭后1小时进行）能改善盆腔血液循环；

游泳（每周2~3次）对关节友好，还能增强心肺功能；

瑜伽中的猫牛式、蝴蝶式则能放松盆底肌肉，为子宫创造舒适环境。

**适当加入力量训练效果更好**

平板支撑（每次30秒，每天3组）能增强核心力量；

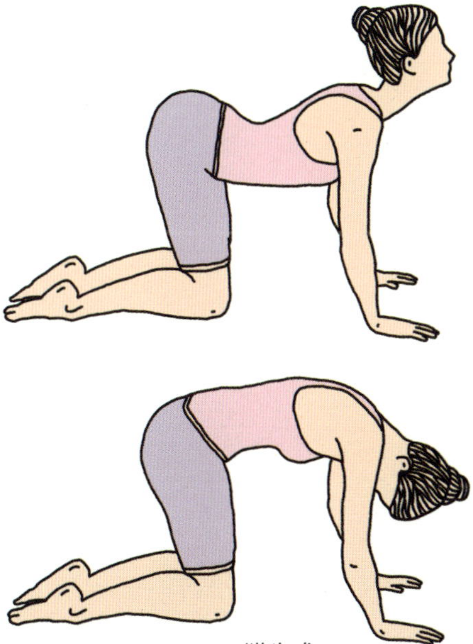

猫牛式

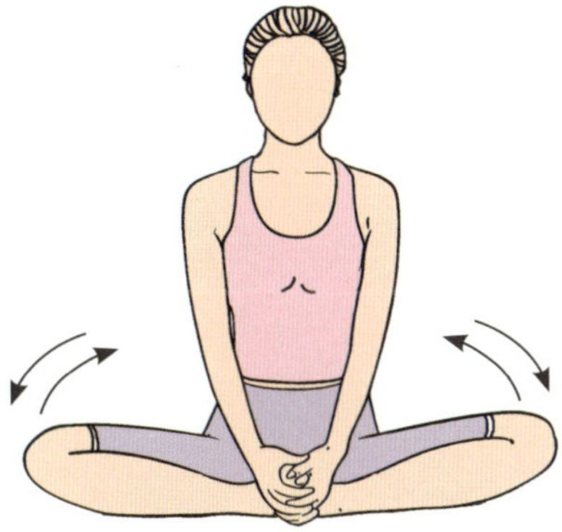

蝴蝶式

深蹲（每组10~15次）可锻炼臀部和腿部肌肉，改善下肢血液循环，帮助卵子顺利排出。

· 要避开的“雷区”

避免过度运动（如马拉松、高强度间歇训练），否则可能导致身体疲劳、激素紊乱，反而抑制排卵。

**总结：**把运动变成生活习惯，比如每天晚饭后和伴侣一起散步30分钟，既能锻炼又能放松心情，一举两得。

## 作息：不是必须早睡而是规律更重要

熬夜会影响激素分泌——女性长期熬夜可能导致雌激素水平波动，影响卵泡发育；男性熬夜则会降低精子活力。但偶尔因工作或聚会晚睡1~2次，也不必过于自责。

· 科学作息建议

尽量固定睡眠时间，比如每天23点前入睡，保证7~8小时睡眠，让身体形成生物钟。睡眠中身体会分泌生长激素、修复细胞，为生殖系统“充电”。

· 中午可以小睡

20~30分钟（别超过1小时），既能缓解上午的疲劳，又不会影响晚上的睡眠质量。

比起必须睡够8小时，不熬夜、不昼夜颠倒的规律作息更关键。

### 心态：别让“备孕焦虑”变成“受孕阻力”

· 压力是备孕的隐形敌人

长期焦虑会升高皮质醇水平，抑制黄体生成素分泌，导致排卵推迟或不排卵。但这并不意味着要“强迫自己放松”，而是找到适合自己的减压方式。

· 简单有效的减压法

每天留30分钟做“喜欢的事”，听轻音乐、拼拼图、和朋友聊天，甚至只是发呆，都能让大脑从“备孕紧张”中抽离。

和伴侣多沟通也很重要，比如一起规划一次短途旅行，在轻松的氛围中减少对“受孕”的过度关注——情绪放松时，受孕概率会明显提高。

备孕不是一场考试，偶尔的焦虑很正常，学会和它“和平共处”，反而更易迎来好消息。

最好的备孕状态，是在科学中保持自在——既对新生命充满期待，也不辜负当下的生活。这样的你一定会以最好的状态，迎接那个可爱的宝宝。

## 备孕期间有哪些必须补充的营养素

### 这3种营养素，备孕期间需重点关注

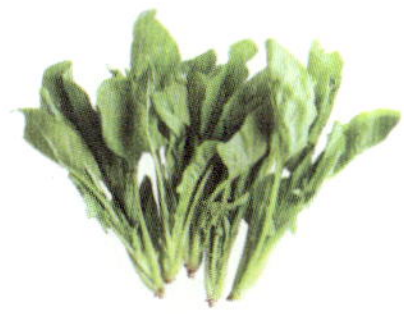

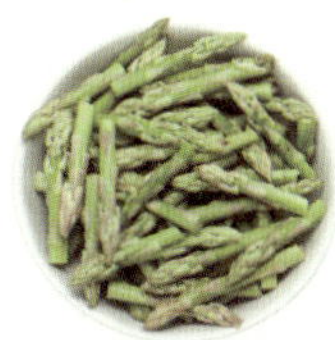

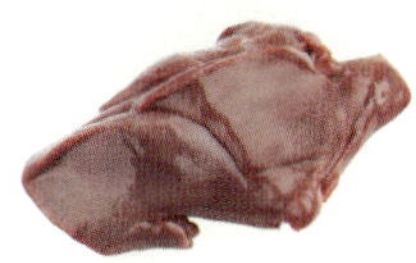

**· 叶酸**

叶酸能预防胎儿神经管畸形（如脊柱裂、无脑儿），对男性来说，还能提高精子质量。

－ 补充方式：女性从孕前3个月开始，每天吃400微克叶酸补充剂；男性可适当补充，剂量为每天400微克左右。

－ 食物来源：叶酸的食物来源主要是各种蔬菜、动物肝脏、蛋黄等。叶酸含量高的“明星蔬菜”，推荐深绿色叶菜、芦笋、秋葵、西蓝花等。但是，食物中的天然叶酸在储存、烹调加工的过程中都会有不同程度的损耗，仅靠食补往往达不到孕期的要求。应在食补的同时，服用叶酸片。

**· 铁**

女性每月月经会流失铁，若孕前就贫血，孕期可能加重，影响胎儿发育。

－ 补充方式：孕前，正常女性铁的摄入量为每天20毫克。动物血、肝脏及红肉中铁含量及铁的吸收率较高，一日三餐中应有畜瘦肉50~100克，每周食用1次动物血或肝脏25~50克。铁缺乏或缺铁性贫血者需在医生指导下纠正贫血后再怀孕。

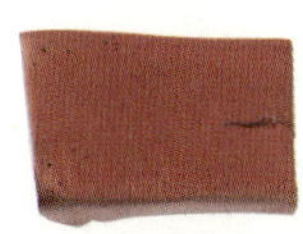

－ 注意：喝茶会影响铁吸收，吃补铁食物时别同时喝茶。在摄入富含铁的食物时，可同时摄入富含维生素C较多的蔬菜和水果，如橙子、猕猴桃、西蓝花等，以提高铁的吸收和利用。

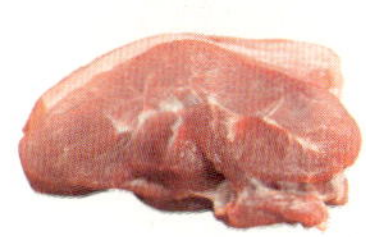

**· 碘**

碘是合成甲状腺激素不可缺少的微量元素，缺碘会影响

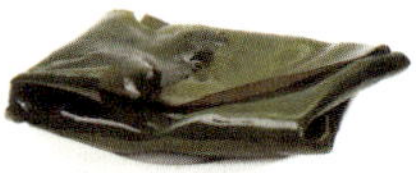

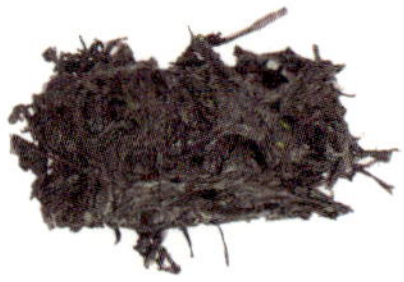

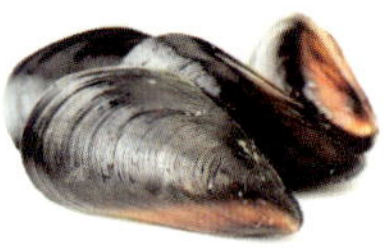

胎儿的智力发育，备孕期每日需摄入120微克。

－补充方式：《中国居民膳食指南（2022）》认为，每日加碘食盐摄入量按6克计算，摄入碘量约120微克，可达推荐量。

－食物来源：除常规使用碘盐外，每周再摄入1次富含碘的食物，如鲜海带（114微克/100克）、紫菜（212微克/5克）、贻贝（346微克/100克）等，来增加碘储备。

## 备孕期间能否接种疫苗

### 常见疫苗的备孕接种指南

针对某些传染性疾病，专家建议备孕女性应在怀孕前接种疫苗，以防孕期感染某些疾病，对胎儿产生不利影响。

· 流感疫苗：高发季可打，尤其高风险人群

流感病毒对孕妇和胎儿威胁较大（孕期感染可能增加早产、胎儿生长受限风险），而灭活流感疫苗安全性已被证实。

备孕女性若处于流感高发季（每年10月至次年3月），尤其是体质较弱、经常接触人群（如教师、医护人员），可接种灭活流感疫苗，无需因接种推迟怀孕。

· HPV疫苗：无需中断备孕

目前国内获批的二价、四价、九价HPV疫苗均为灭活疫苗。

若正在接种HPV疫苗期间发现怀孕，无需终止妊娠，剩余剂次可推迟至产后再补；若尚未开始接种，完成全部剂次后即可正常备孕（无需额外间隔）。

· 乙肝疫苗

若乙肝表面抗体阴性，备孕期间可按“0-1-6个月”程序接种，接种后不影响怀孕。

### 接种疫苗的2个关键提醒

· 提前规划是核心

最好在备孕前3~6个月梳理疫苗接种史，比如小时候是否接种过水痘疫苗、是否有风疹抗体（可通过抽血检测），若未接种或抗体不足，及时补种疫苗并间隔3个月再怀孕。

· 主动沟通保安全

接种任何疫苗前，都要告知医生“正在备孕”，由医生评估个体情况（如过敏史、健康状态），避免接种禁忌（如对疫苗成分过敏者不能接种）。

## 停用避孕药多久可以怀孕？取出宫内节育器后多久可以怀孕

### 短效避孕药

多数医生建议停药后等待1~3个月经周期，便于推算预产期并让身体充分调整。

### 长效避孕药

**建议：**停药后等待6个月左右，确保激素完全代谢、内分泌恢复至最佳状态，降低胎儿健康风险。

### 紧急避孕药

**建议：**服用紧急避孕药后的月经恢复正常后，建议等待1~3个月再备孕，以保障身体状态适合受孕。

### 取出宫内节育器后

**建议：**取环后等待2~3个月，确保子宫内膜为胚胎着床提供良好环境，减少孕期并发症。

## 抓住排卵期，提高受孕成功率

想要提高受孕成功率，精准把握排卵期是关键。但很多备孕女性困惑："怎么知道自己什么时候排卵？" 其实，通过月经规律、身体信号和辅助工具，就能推算排卵期。

### 月经周期推算：简单但适合"规律党"

对于月经周期规律（21~35天）的女性，排卵期很好推算：排卵日一般在下次月经来潮前14天左右，而排卵日的前5天和后4天，加上排卵日当天，共10天被称为"排卵期"。

举个例子：如果月经周期是28天（每次月经第1天到下次第1天间隔28天），那么排卵日大概在第14天左右，排卵期就是第9~18天；若周期是35天，排卵日则在第21天左右，排卵期为第16~25天。

不过，这种方法的"短板"是：如果月经周期不规律（比如有时25天、有时35天），推算结果可能偏差较大，需要结合其他方法判断。

### 身体自带"排卵信号"，学会观察很重要

排卵时，女性身体会发出一系列"信号"，仔细留意就能捕捉到。

· 基础体温升高：排卵后的"温度提示"

女性排卵后，卵巢会分泌孕激素，让基础体温（清晨醒来未活动时的体温）升高 0.3~0.5℃，并持续到下次月经

来潮。

**操作方法：**每天早上醒来后，不说话、不起床，立即用基础体温计测量温度，记录在表格上。连续测2~3个周期，就能发现规律——体温最低的那天通常是排卵日，而升高后的1~2天内仍有受孕可能。

**注意：**睡眠不足、感冒、熬夜等会影响体温，需排除干扰因素。

· 宫颈黏液变化：排卵期的“天然润滑剂”

排卵前，宫颈黏液会变得像蛋清一样透明、稀薄，拉丝度很高（能拉到10厘米左右），这是为了方便精子穿过宫颈进入子宫。而排卵后，黏液会变稠、量减少，像糊状。

**观察方法：**每天用干净的纸巾或手指轻触阴道口，观察黏液的质地和量。出现“蛋清状、易拉丝”的黏液时，往往是排卵临近的信号。

## 借助工具，精准定位，适合“求稳党”

如果想更精准地抓住排卵期，这些工具能帮上忙：

· 排卵试纸

排卵前，女性体内会分泌大量黄体生成素（LH），排卵试纸就是通过检测尿液中 LH 的峰值来预测排卵。

**使用技巧：**从月经周期第10天开始，每天固定时间（上午10点到晚上8点之间）测一次，避免用晨尿（LH 浓度较低）。当试纸从“弱阳性”变成“强阳性”，说明24~48小时内可能排卵，此时安排同房，受孕概率较高。

**注意：**喝太多水会稀释尿液，导致结果不准；某些药物可能影响检测，需提前告知医生。

· B超监测

这是最准确的方法，通过阴道B超可以直观看到卵泡的大小、数量和成熟度。

**操作流程：**从月经周期第10~12天开始第一次B超，医生会根据卵泡大小安排下次检查时间；当卵泡长到18~25毫米时，说明即将排卵，医生会建议此时同房。

**适合人群：**月经不规律、排卵试纸结果不准，或备孕半年以上未成功的女性。

## 抓住排卵期的3个"好孕小贴士"

· 同房时机

精子进入女性体内可存活3~5天，而卵子排出后仅能存活12~24小时。因此，在排卵前1~2天同房，让精子提前"等候"卵子，受孕成功率更高。

· 别过度"打卡"，放松更重要

频繁用试纸、测体温可能增加焦虑，反而影响内分泌。其实，排卵期内隔天同房一次即可，既保证精子质量，又不会错过时机。

· 结合多种方法，提高准确率

比如用月经周期推算大致范围，再用排卵试纸监测峰值，同时观察宫颈黏液变化，多种方法结合能减少误差。

## 为什么医生说要提前3个月备孕

当夫妻双方决定迎接新生命时，医生往往会建议提前3个月备孕，这一建议对孕育健康宝宝起着关键作用。

### 身体功能的调整与优化

· 生殖细胞的成熟周期

精子从精原细胞发育成为成熟精子，大约需要72~90天，也就是接近3个月的时间。而卵子从窦前卵泡发育到成熟卵泡并排出，也需要约3个月时间。所以提前3个月备孕，能够让夫妻双方有足够时间通过改善生活方式，为生殖细胞的成熟提供良好的身体内环境，提高精子和卵子的质量。

· 激素水平的稳定调节

一般来说，提前3个月备孕，医生可以在这期间对女性的激素水平进行监测和调整，确保甲状腺激素、雌激素、孕激素等各类激素处于适宜受孕的范围，为受精卵着床和胚胎发育创造良好的内分泌条件。同样，男性的内分泌系统也会影响精子的生成和质量，提前备孕有助于调节男性激素水平，保障精子的正常发育。

### 营养储备的充足准备

· 关键营养素的积累

人体需要一定时间来吸收并积累足够的叶酸、铁等关键营养素。

## 有害物质的排出

在日常生活中，我们难免会接触到一些有害物质，如装修材料中的甲醛、苯等挥发性有机物，以及香烟中的尼古丁、焦油等。这些物质可能对生殖细胞产生损害，影响受孕和胎儿健康。提前3个月备孕，夫妻双方可以有足够时间远离这些有害物质。

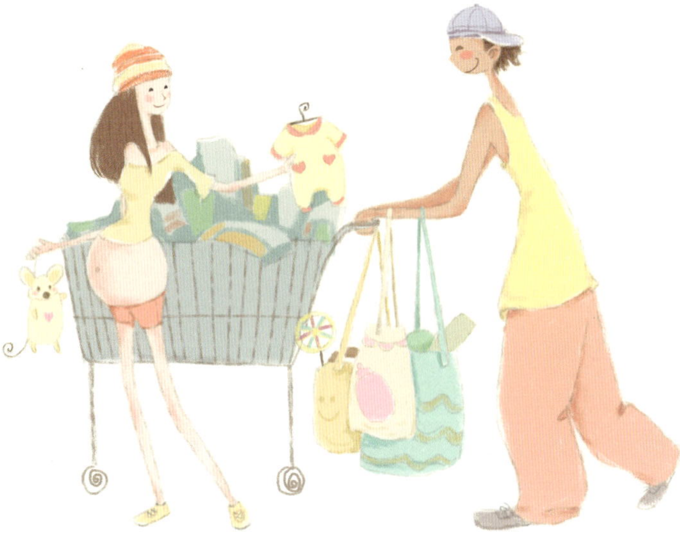

## 中医体质调理助力备孕

中医认为“孕产如播谷”——母体体质是“土壤”，胚胎是“种子”，土壤肥沃则种子易生根发芽，土壤贫瘠、板结或潮湿则种子难存活。体质调理并非简单“补养”，而是通过中医理论指导，精准纠正身体的阴阳失衡、气血不畅、脏腑功能失调，从根源改善生殖内环境，为受孕和孕期健康铺路。

具体而言，中医体质调理对备孕的核心价值体现在三方面：

**优化生殖内环境：** 比如宫寒（阳虚质）者，子宫如同“冰窖”，胚胎难以着床，通过温阳散寒可让子宫变成“暖房”；痰湿质者体内湿气如“泥潭”，困住卵泡发育，祛湿后可让卵泡顺利成熟排出。

**平衡内分泌与气血：** 气血是孕育的“养料”，气虚质者气血不足，子宫内膜如同“薄土”，胚胎易“营养不良”；血瘀质者气血瘀滞，子宫血流如“淤塞的河道”，卵泡和胚胎得不到充足滋养，调理后可让气血“畅行无阻”。

**降低孕期风险：** 建议备孕前3~6个月启动调理，先由中医师通过望（舌象）、闻（气息）、问（症状）、切（脉象）辨证体质类型，再结合中药、食疗、运动等定制方案，实现“体质平和，好孕自然来”。

## 易孕体质vs需调理体质

### 易孕体质的核心特征

易孕体质的本质是“气血充足、阴阳平衡、脏腑调和”，具体表现可从四方面判断：

· 气血充足

面色红润有光泽（非化妆效果），嘴唇淡红不苍白；说话声音洪亮，不易疲劳，爬3层楼不气喘；月经周期规律（28~30天），经量适中（每天用3~5片卫生巾），颜色鲜红无血块，经期仅轻微腹胀无剧痛。舌象为舌质淡红、舌苔薄白，舌下络脉细直不青紫，提示气血循环通畅。

· 肾气旺盛

头发乌黑浓密，不易脱发；腰膝有力，久坐或弯腰后不酸痛；性欲正常，无性冷淡或烦躁；白带清稀透明，非排卵期也不干燥，排卵期拉丝度好（类似蛋清）；无反复流产史，说明肾精充足，能为胚胎提供“根基”。

· 肝气舒畅

情绪稳定，不易急躁或抑郁，即使压力大也能较快调整；经前无乳房胀痛、小腹坠胀，月经周期不忽前忽后（误差不超过3天）；睡眠质量好，入睡快、少梦，说明肝气疏泄正常，排卵不受情绪干扰。

· 痰湿少、无瘀堵

体型适中（BMI为18.5~23.9），腹部紧实不松软；舌苔薄白或微腻，晨起无口苦、口黏；白带清爽无异味，无外阴瘙痒；月经周期无稀发（每月按时来），无多毛、痤疮等多囊卵巢综合征表现，提示体内无痰湿阻滞，卵泡能顺利排出。

## 需重点调理体质

| 体质类型 | 典型表现 | 对怀孕的直接影响 |
|---|---|---|
| 气虚质 | 日常乏力，稍微活动就出汗；说话声音低弱，总觉得“没力气”；胃口差，吃完腹胀；大便稀软，每天1~2次；舌边有齿痕，舌苔薄白。 | 子宫气血不足，子宫内膜薄（＜7mm），受精卵难着床；孕后易因气虚无力“固胎”，增加早期流产风险。 |
| 阳虚质 | 常年手脚冰凉，夏天也穿长袖；怕冷怕风，空调房里需盖毯子；月经色暗有血块，经期小腹发凉；喜欢喝热水，吃凉的会腹泻；舌体胖大，舌苔白腻。 | 宫寒（子宫温度低于36℃），胚胎如同在“冰窖”中，着床率低；即使着床，也可能因“寒凝血滞”导致胎停、胎儿生长迟缓。 |
| 阴虚质 | 口干舌燥，总喝水也不解渴；晚上失眠多梦，睡着后出汗（盗汗）；月经提前（周期＜25天），经量少、色鲜红；手脚心发热，怕热不怕冷；舌红少苔，舌面有裂纹。 | 内分泌紊乱，雌激素水平波动大，卵泡发育不成熟就排出（小卵泡排卵）；孕后易因“阴虚火旺”刺激子宫，增加胎动不安风险。 |
| 痰湿质 | 体型肥胖（尤其是肚子大），体重超标；白带多、黏腻，有时呈乳白色；月经稀发（2~3个月来一次），甚至闭经；大便黏马桶，冲不干净；舌苔厚腻，晨起口苦口黏。 | 痰湿阻滞卵巢，易引发多囊卵巢综合征，导致无排卵或稀发排卵；即使排卵，也可能因“痰湿包裹”让精子难以穿透，降低受孕率。 |
| 血瘀质 | 痛经剧烈，需吃止痛药，经血中有大血块；小腹刺痛，按压时更痛；脸上长黄褐斑，皮肤粗糙；舌下络脉粗黑、迂曲；月经周期正常但经量少、色暗。 | 子宫血液循环差，如同“板结的土壤”，胚胎难以扎根；可能伴随子宫内膜异位症、子宫肌瘤，进一步阻碍受孕。 |

## 在家简易自测体质

### · 第一步：观察月经细节

记录月经周期（从这次来的第1天到下次来的第1天）、经量（每天换几次卫生巾，是否湿透）、颜色（鲜红/暗红/发黑）、有无血块，以及经期症状（腹痛、怕冷、腰酸等）。比如：周期＜25天+经量少+口干=可能阴虚质；周期＞35天+经量多有血块+痛经=可能血瘀质。

· 第二步：查看舌象（晨起空腹最佳）

对着镜子伸舌头，观察：

- 舌质（淡红/红 /紫暗）；
- 舌苔（薄白/厚腻/黄腻/无苔）；
- 舌体（正常/胖大/瘦小，有无齿痕）；
- 舌下络脉（细直/ 粗黑/迂曲）。

比如：舌体胖大+苔白腻+齿痕 =阳虚质；舌红少苔+裂纹=阴虚质。

· 第三步：对照日常症状

每天记录身体感受：是否怕冷/怕热？是否容易累？大便是否成形？白带是否正常？情绪是否稳定？

比如：每天下午手脚心发热+失眠=阴虚质；吃凉的就腹泻+手脚冰凉=阳虚质。

## 常见偏颇体质调理方案

### 痰湿体质（身体“湿气重”）

**核心问题：**脾失健运，水湿代谢失常，痰湿积聚体内，阻滞生殖系统。

**调理目标：**健脾祛湿，减重通窍，恢复卵巢功能。

#### 药物调理

中成药

参苓白术散（每次6克，每天3次，饭前温水送服，健脾祛湿，适合痰湿伴腹胀、大便稀者）；苍附导痰丸（每次9克，每天2次，化痰理气，适合痰湿伴月经稀发、闭经者）。

代茶饮

茯苓15克、白术10克、苍术10克、陈皮6克、荷叶6克，加水500毫升煮15分钟，放温后喝，每周3~4次（避开经期），帮助化痰湿、消腹胀。

## 饮食调理

### 宜吃

山药（健脾）、薏米（祛湿，炒过的薏米不寒）、冬瓜（利水）、赤小豆（消肿）。

推荐食谱："冬瓜海带汤"（冬瓜 200克、海带 100克、瘦肉 50克，不加盐或少盐）、"山药薏米粥"（山药 50克、炒薏米 30克、大米 50克）。

### 忌吃

高糖食物（奶茶、蛋糕）会加重痰湿；油炸食品（炸鸡、薯条）会让脾胃更"腻"；生冷食物（冰饮、刺身）会损伤脾阳，加重水湿。

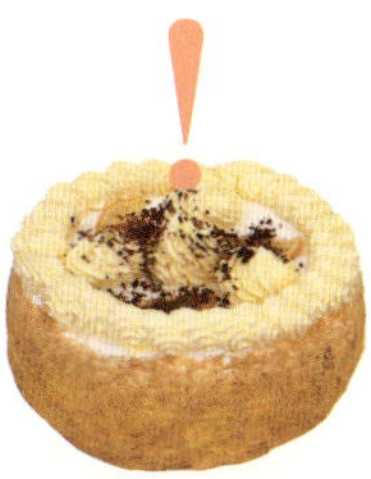

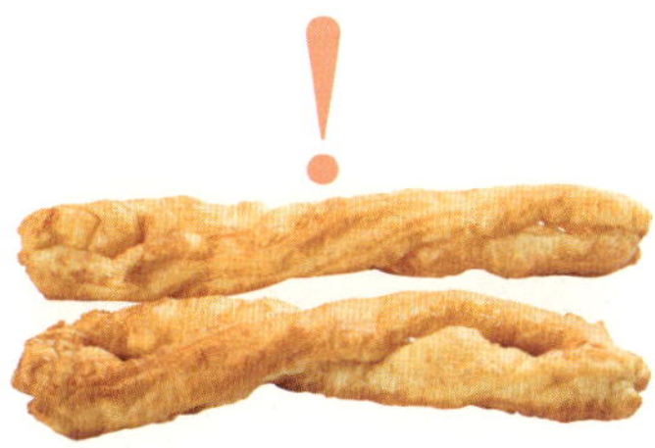

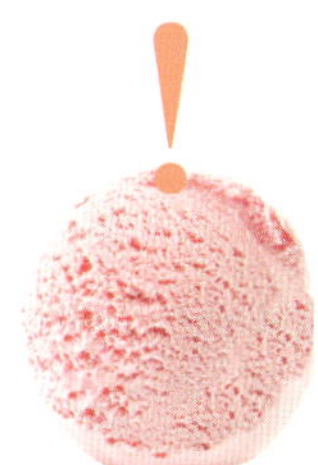

## 运动调理

每天30分钟跳绳（每次10分钟，分3组），或快走6000步，以"微微出汗"为度（帮助排湿）；每周2次瑜伽（下犬式、猫牛式），拉伸腹部，促进痰湿代谢。

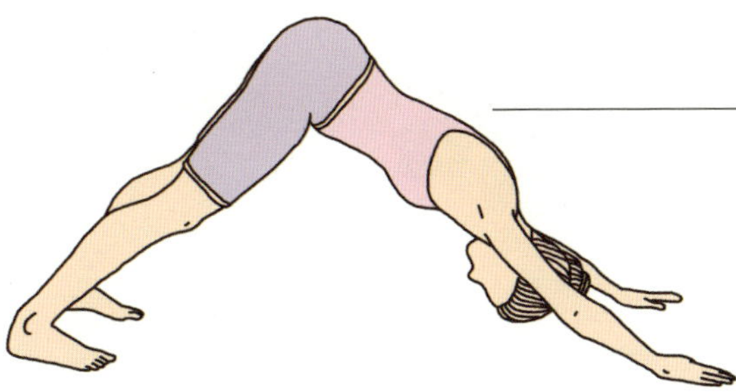

下犬式

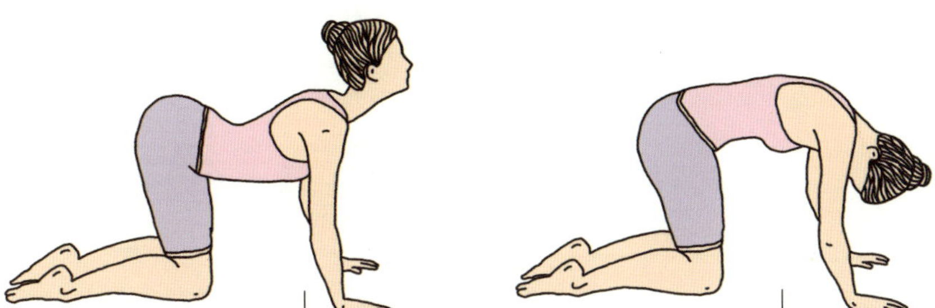

猫牛式

## 血瘀体质（气血“瘀堵”）

**核心问题：**气滞或寒凝导致血行不畅，瘀血阻滞子宫、输卵管。

**调理目标：**活血化瘀，疏通胞宫，改善子宫血液循环。

### 药物调理

#### 中成药

血府逐瘀丸（每次1丸，每天2次，经后服用，适合血瘀伴胸痛、烦躁者）；少腹逐瘀颗粒（每次1 袋，每天3次，经前3天开始吃，适合血瘀伴痛经、小腹冷者）。

#### 代茶饮

丹参10克、川芎6克、桃仁6克、红花6克、红糖适量，加水500毫升煮20分钟，经前1周喝（每周2~3 次），经期停用（避免经量过多）。

### 饮食调理

#### 宜吃

山楂（干品10克泡水）活血化瘀；玫瑰花5克泡茶疏肝理气（气滞血瘀者适用）；黑木耳30克泡发后凉拌（每周2次），帮助软化瘀血。

#### 忌吃

冰水果、生鱼片等生冷食物（会加重“寒凝血瘀”）；乌梅、柿子等酸涩食物（会“收敛血液”，加重瘀堵）。

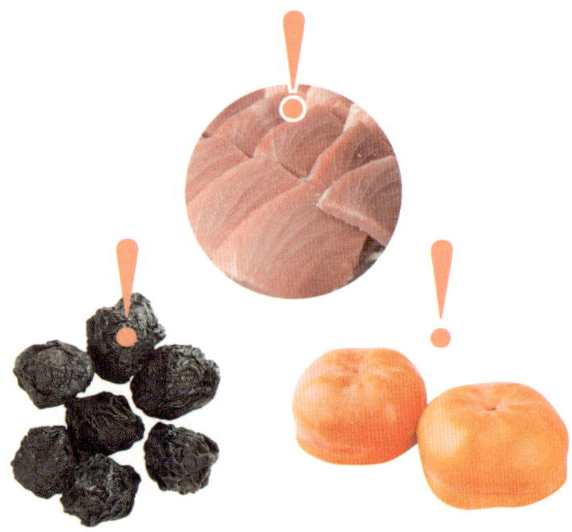

### 外调方法

月经后用粗盐袋（粗盐500克炒热，装布袋）热敷小腹，每次20分钟，每天 1 次（促进子宫血液循环）。

每天按揉三阴交、血海穴，每个穴位3分钟，以酸胀感为宜。

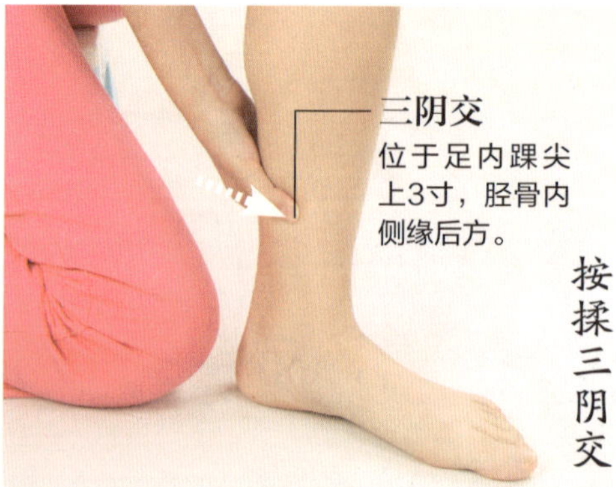

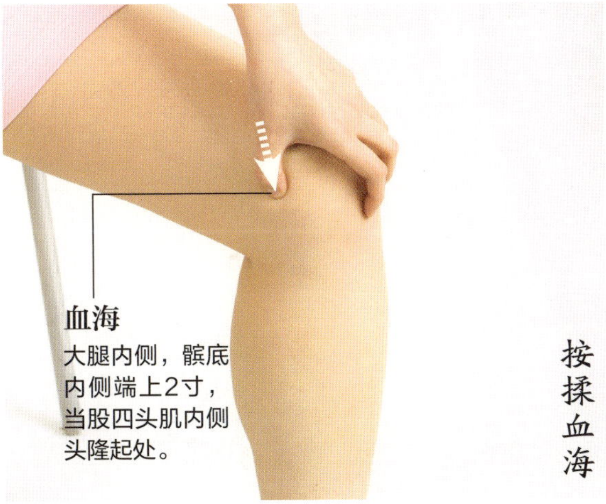


## 肾虚体质（先天“能量不足”）

**核心问题：**肾精不足或肾阳亏虚，生殖功能减退，卵泡发育不良。

**调理目标：**补肾填精，温阳固肾，改善卵巢储备功能。

### 药物调理

**肾气虚**

五子衍宗丸，每次6克，每天2次，饭前服，补精益气，适合精子 / 卵子质量差者。

**肾阳虚**

右归丸，每次9克，每天2次；艾叶3克、肉桂3克煮水送服，温肾暖宫，适合怕冷、手脚冰凉者。

**肾阴虚**

左归丸，每次9克，每天2次；枸杞10克、桑葚10克泡茶，滋阴补肾，适合口干、盗汗者。

### 饮食调理

**肾阳虚**

每周吃1次羊肉萝卜汤（羊肉200克、萝卜100克），温补肾阳；每天吃3颗核桃，嚼碎后温水送服。

**肾阴虚**

每天喝黑豆芝麻浆（黑豆50克、黑芝麻20克打浆），滋阴填精；每周吃2次银耳百合羹（银耳10克、百合20克），养阴润燥。

## 生活调理

### 肾阳虚

避免熬夜（23点前睡，熬夜最伤肾精）；每天晒背15分钟（上午9~10点，晒后腰，补阳气）；练习八段锦“两手攀足固肾腰”式，每天5遍，强肾健体。

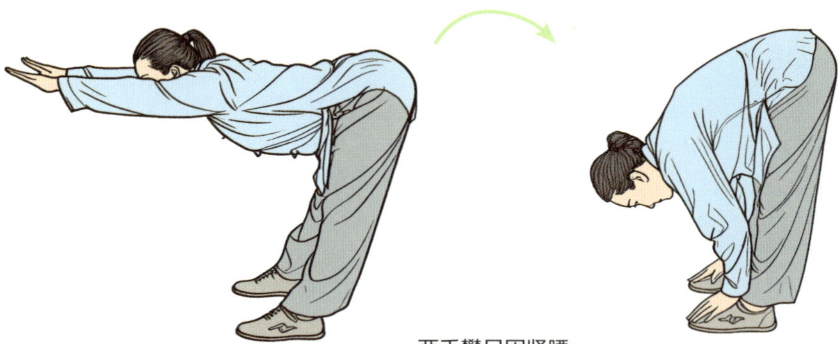

两手攀足固肾腰

## 中医调理易孕体质的关键要点

### 调理周期：至少3~6个月

体质是长期形成的，改善需要时间：比如痰湿体质需先通过3个月减重5%~10%，才能让卵巢功能初步恢复；肾虚体质需3个月补充肾精，才能让卵泡发育成熟。建议备孕前6个月启动调理，给身体足够的修复时间。

### 综合干预

**运动：**气虚质、阳虚质适合八段锦、太极拳等舒缓运动，每天30分钟，避免过度劳累；痰湿质、血瘀质适合跳绳、快走等中等强度运动（每天40分钟），促进气血循环和湿气排出。

**作息：**23点前入睡，23点~1点是肝排毒、肾藏精的关键时间，避免熬夜耗伤气血；每天午休20分钟，恢复精力。

**情绪：**气郁质者可每天听30分钟轻音乐（如古筝曲《流水》），或写日记倾诉压力；夫妻多沟通，减少备孕焦虑（焦虑会升高泌乳素，抑制排卵）。

### 先调经，再备孕

月经是体质的“晴雨表”：周期规律、经量正常，说明气血阴阳基本平衡，可尝试受孕；若月经紊乱（如闭经、稀发），需先调理至周期28天左右，再试孕。判断调理效果的简单方法：观察月经是否规律、经量是否正常、症状（如痛经、乏力）是否减轻。

### 夫妻同调，效果更好

男性体质同样影响受孕：比如肝郁质男性可能精子活力低，痰湿质男性可能精子畸形率高。建议丈夫同步调理（如戒烟酒、吃补肾食物、适度运动），提高精子质量，增加受孕成功率。

**温馨提示**

体质调理需“辨证施治”，比如痰湿质不能吃阿胶（会加重湿气），血瘀质不能多吃生姜（可能上火），建议由专业中医师指导。即使是偏颇体质，只要坚持科学调理，多数人都能改善受孕条件。

# 第二章

# 特殊人群备孕策略

备孕是一段充满希望的旅程！

“问题”妈妈们，您想要知道的，

都在这里了……

您可以通过日常生活的中医小妙招，

摆脱备孕的那些烦恼。

让我们打开中医备孕的密钥，

开启一段美好的孕育旅程吧！

## 高龄女性备孕有何特殊注意事项

女性生育的“黄金”年龄是25~30岁，35岁及以上称为高龄。随着年龄增长，生育能力逐渐下降，妊娠并发症和胎儿异常的风险也会增加。

高龄女性备孕因身体功能变化，需要更细致的准备。

### 孕前检查要全面，卵巢评估是核心

**生殖系统检查：**生殖系统是备孕的“核心区域”。

完善宫颈筛查：如TCT、HPV检测，排除宫颈病变。

通过妇科超声检查排查是否存在子宫肌瘤、卵巢囊肿等问题。高龄女性中子宫肌瘤的发生率高达20%~30%，这些肌瘤可能会影响胚胎着床。

另外评估卵巢功能必不可少，可通过检测性激素六项、抗缪勒氏管激素（AMH）等指标了解卵巢的“储备粮”情况。

**基础健康检查：**血糖、血压、血脂这些基础指标，能反映身体的代谢情况。高龄备孕女性患妊娠糖尿病、妊娠高血压的风险较高。甲状腺功能检查也不能忽视。

**遗传咨询：**由于高龄孕妇胎儿染色体异常（如唐氏综合征）风险增加，建议进行遗传咨询，必要时做相关基因检测。

### 心理调节很关键，就医要及时

“高龄不容易怀上”的心理暗示会激活压力激素（皮质醇），抑制排卵影响受孕。因此备孕期间要重视心理调节，可通过运动、社交等方式缓解压力。同时接受自然生育力下降的现实，35岁以上若自然试孕6个月未成功，建议及时到生殖科就诊，评估是否需要促排卵、人工授精（IUI）或试管婴儿（IVF）。

## 中医助力高龄备孕：科学调养，自然好“孕”

### 补肾填精，固本培元

肾精亏虚，表现为月经量少、腰膝酸软、头晕耳鸣、夜尿频多等。肾虚直接影响卵巢功能和卵子质量。

调理方药：左归丸（滋肾阴）、右归丸（温肾阳）、五子衍宗丸（益精血）可补肾填精，改善卵巢功能，提高卵子质量（需专业中医师根据体质调配）。

食疗：黑豆糯米粥（黑豆30克+糯米60克，小火慢煮），可补肾阴，调节雌激素。

茶饮：桑葚枸杞茶（桑葚干10~15克，枸杞10~15克，用开水冲泡），可滋肾阴，抗氧化。

### 调和气血，营养胞宫

气血不足是高龄备孕的主要障碍，表现为月经量少、色淡质稀、面色苍白或萎黄、神疲乏力等。

**调理方药**

归脾汤、八珍汤（党参、黄芪、白术、当归等）可补气养血，促进卵子发育和内膜生长（需专业中医师根据体质调配）。

**食疗**

五红汤（红豆20~30克、红皮花生15~20克、红枣3~5颗、枸杞10~15克、红糖15~20克），熬汤服用。

**药膳方**

当归黄芪乌鸡汤（黄芪50克、当归15克、红枣5颗、桂圆10克、乌鸡1只），小火慢炖。

### 疏肝解郁，调畅情志

肝气郁结是高龄女性常见问题，压力、焦虑会影响内分泌功能。表现为月经不调，情绪焦虑，乳房胀痛等。

**调理方药**

逍遥散（柴胡、白芍、白术、当归等）加减疏肝解郁，调节内分泌，恢复正常的排卵功能。

**茶饮**

疏肝解郁茶（玫瑰花5克、陈皮5），煮水代茶饮用。

## 高龄备孕常见误区，千万别踩

随着生活节奏变化，越来越多女性选择高龄备孕。但一些错误观念可能影响备孕。

### 误区1：狂补雌激素，卵子“早熟”

很多高龄女性认为“雌激素低 = 卵泡差”，于是盲目服用大豆异黄酮等补充剂。过量雌激素会通过负反馈抑制垂体分泌促卵泡生成素（FSH），导致卵泡缺乏生长动力。雌激素高低反映的是卵泡数量，而非质量。盲目补激素可能掩盖卵子质量问题，错过干预黄金期。

### 误区2：过度运动，“燃烧”卵子

为了“提高代谢”，不少高龄女性选择每天跑步5千米、跳操2小时，但过度运动对35岁+女性可能是“卵子杀手”。高强度运动（心率＞140次/分）会使皮质醇水平升高25%~40%，而皮质醇会抑制卵巢颗粒细胞功能，减少抗缪勒氏管激素（AMH）分泌，导致卵巢储备功能下降，生育能力降低。

### 误区3：过度减肥，卵泡发育“断粮”

短时间减重超过原体重的10%可能导致闭经，体脂率＜18%会导致雌激素合成原料（胆固醇）不足，卵泡无法正常生长。低体重女性（BMI＜18.5）的卵泡成熟率相对正常体重女性偏低。

### 误区4：过度进补，内分泌紊乱

求子心切，大量服用补品、促排卵保健品或“助孕偏方”，易导致营养失衡、体重超标，进而扰乱内分泌，影响排卵和受孕，合理均衡饮食才是科学备孕之道。

# 卵巢储备功能减退：卵巢『库存』告急的『警报』

女性的卵巢就像一颗神秘而又至关重要的“生命种子”，它不仅承载着生育的希望，还掌管着女性的内分泌平衡，维持着身体的青春与活力。当“卵巢储备功能减退”这一状况出现时，这颗“种子”的活力会逐渐下降，给女性的健康及生育带来一系列影响。

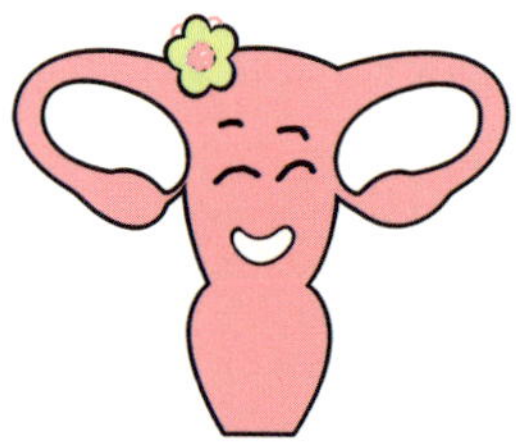

正常卵巢

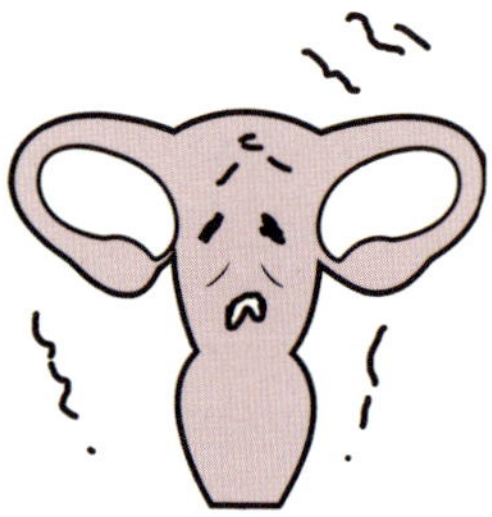

卵巢早衰

## 什么是卵巢储备功能减退

卵巢储备功能减退是指卵巢内存留卵子的质量和数量下降，导致生育能力降低和激素分泌异常的一种状态。它可能发生在任何年龄段，但更常见于35岁以上女性。如果你有以下情况，可能提示卵巢储备功能减退，建议尽早去医院找妇科医生评估。

### 月经紊乱

这是卵巢储备功能减退最常见的信号之一。月经周期可能变得不规律，周期延长或缩短；月经量也会发生变化，可能逐渐减少，甚至出现闭经的情况，这时候就要警惕了。

### 生育困难

卵巢储备功能减退导致卵子数量减少、质量下降，受孕的概率也会大幅降低。努力备孕好几个月，甚至一两年都怀不上，去医院检查，医生说卵子长得不好、排卵不规律，这时候就要考虑是不是卵巢储备功能出问题了。

### 伴随症状

雌激素缺乏或波动，会引发一系列身体不适。比如潮热、盗汗、情绪波动与更年期症状类似，但一般较轻或不明显。

## 卵巢储备功能减退的原因是什么

### 遗传因素

如果家族中有早发性卵巢功能不全的女性亲属，其他女性发生卵巢储备功能减退的风险也会相对增加。

### 医源性因素

手术、放疗和化疗是常见的医源性原因。比如，卵巢囊肿剥除术、宫外孕手术等，在手术过程中可能会损伤卵巢组织，影响卵巢的血液供应；盆腔放疗和全身化疗，会对卵巢中的卵泡造成破坏，导致卵泡数量减少和功能受损。

### 免疫因素

当女性的免疫系统出现异常，将卵巢组织中的细胞视为“敌人”进行攻击时，就会引发自身免疫性疾病，进而影响卵巢功能。常见的如自身免疫性甲状腺炎，就与卵巢储备功能减退存在一定关联。

### 生活方式与环境因素

长期的不良生活习惯，如熬夜、过度节食、吸烟、酗酒等，会干扰女性的内分泌系统，影响卵巢功能。此外，长期暴露在有毒化学物质（如农药、重金属）、辐射环境中，也可能对卵巢造成损害。

## 如何早期发现卵巢储备功能减退

女性要密切关注自己的月经周期、经量变化情况，以及是否出现潮热、盗汗、情绪改变等症状，如果发现异常，应及时就医完成卵巢功能评估。

医生一般通过以下几项检查判断：

AMH（抗缪勒氏管激素）、AFC（基础窦卵泡计数）、基础FSH（卵泡生成素）。

**温馨提示**

年龄是重要直观指标，35岁以上女性如果积极试孕超过6个月仍未成功妊娠的，需要进行卵巢功能评估检测。

## 卵巢储备功能减退，还能自然怀孕吗

卵巢储备功能减退确实会影响自然怀孕的可能性，但并不意味着完全无法自然受孕。

轻度卵巢储备功能减退，仍有自然怀孕机会，建议积极试孕（6个月内）并监测排卵，必要时联合促排卵。早发性卵巢功能不全（POI）或严重功能减退，自然妊娠概率极低，需尽快考虑辅助生殖或供卵方案。

## 卵巢储备功能减退不用慌，中医三招唤醒“沉睡的卵巢”

### 中药内服：滋养卵巢

中医认为，卵巢功能减退与肾、肝、脾等脏腑功能失调密切相关。中医师根据体质辨证开具补肾益精、疏肝养血、健脾益气的中药（如熟地、菟丝子、当归、柴胡、党参、白术）和一些常见的中成药如六味地黄丸、定坤丹、坤泰胶囊等改善卵巢功能。

### 针刺：调经助孕促排卵

通过针刺特定穴位，调节人体的神经内分泌系统、改善卵巢局部血液循环等，从而促进卵泡发育和排卵。

#### 适合人群

卵巢储备功能减退导致卵泡发育不良、稀发排卵或不排卵者。

#### 常用穴位

调经促孕十三针（中脘、关元、肓俞、大赫、子宫、神庭、百会、本神、肾俞、次髎、三阴交、太溪、太冲）

#### 频次与疗程

隔日1次，每周3次，需3~6个月经周期（需医疗机构专业针灸师操作）。

### 督脉灸：激活卵巢活力

督脉灸常配合生姜、中药粉（如温经活血药材）施灸，通过艾绒燃烧的热力刺激督脉穴位从而激发全身阳气，推动气血运行，具有温阳、活血、免疫调节等多重功效，从整体到局部改善卵巢功能，为卵泡发育、排卵及激素分泌创造适宜的内环境。

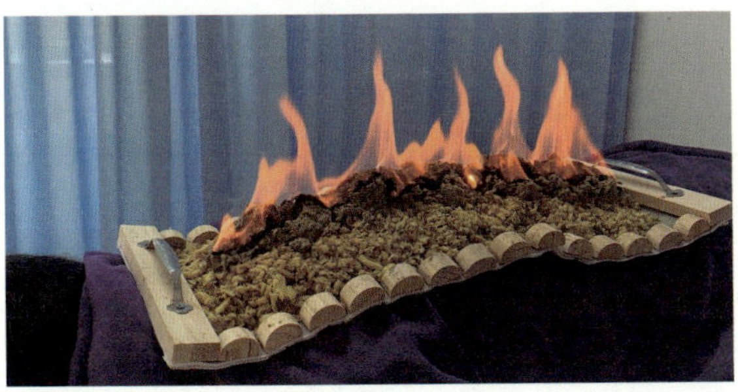

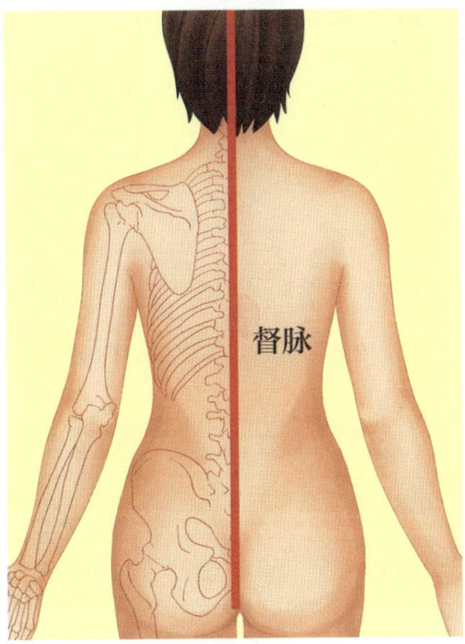

**适合人群**

尤其适用于阳虚、血瘀、肾虚型卵巢储备功能减退的调理。

**频次与疗程**

每周1~2次，每次治疗40~60分钟，3个月为1疗程。

操作要点和注意事项：详见第四章医疗机构使用的助孕中医外治法介绍（督脉灸部分）。

> **温馨提示**
>
> 中医调理需循序渐进，建议至少坚持3~6个月观察效果。备孕期间应定期监测激素水平、卵泡发育情况，结合西医检查综合评估。若卵巢储备功能减退严重（如AMH极低、卵泡数量少），建议中西医结合治疗，必要时借助辅助生殖技术。

## 守护卵巢健康的生活小妙招

### 科学饮食，滋养卵巢

**多吃富含雌激素的食物：**如黑豆、黑芝麻、亚麻籽等（植物雌激素可辅助调节内分泌）。

**抗氧化饮食：**深色蔬菜（菠菜、西兰花）、浆果（蓝莓）、坚果（核桃）、富含Omega-3的鱼类（三文鱼），减少卵子氧化损伤。

**适量摄入优质蛋白：**鱼、虾、鸡蛋、牛奶，为卵子发育提供营养基础。

### 规律作息，拒绝“透支”卵巢

长期熬夜会打乱下丘脑-垂体-卵巢轴的调节功能，影响激素分泌。养成固定作息，尽量在晚上11点前入睡，保持每天7~8小时睡眠，让卵巢在规律的生物钟中正常运作。

### 坚持运动，激活卵巢活力

坚持有氧运动，如快走、瑜伽、游泳等，每周3~5次，每次30分钟，可改善盆腔血液循环，促进卵巢代谢。

## 舒缓情绪，为卵巢“减压”

情绪与内分泌系统关系密切，负面情绪会像“隐形杀手”一样损害卵巢健康。可通过冥想、瑜伽或听音乐等方式舒缓情绪，为卵巢营造稳定的内分泌环境。

## 合理避孕，减少卵巢损伤

反复人流会严重扰乱内分泌系统，对卵巢功能造成损伤。在暂无生育计划时，务必选择科学的避孕方式，避免让卵巢承受不必要的伤害，这是保护卵巢的重要一环。

## 关注月经，捕捉异常信号

养成记录月经周期、经量等情况的习惯，一旦发现经量减少、周期紊乱等异常信号，及时就医检查。

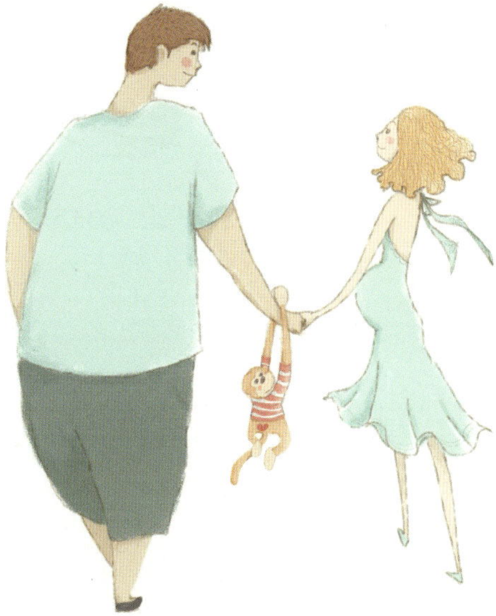

## 多囊卵巢综合征：长胖、爆痘、月经不调、不孕……怎么办

月经总是不规律，备孕1年多也没怀上，检查发现是多囊卵巢综合征，这是许多女性在备孕路上遇到的难题。多囊卵巢综合征作为育龄期女性最常见的生殖内分泌疾病，不仅导致月经失调、排卵障碍，还可能伴随胰岛素抵抗、肥胖等问题，让怀孕变得困难重重。

### 多囊卵巢和多囊卵巢综合征的区别是什么

多囊卵巢（PCO）≠多囊卵巢综合征（PCOS），前者是超声检查发现的“卵巢形态改变”，后者是伴有内分泌紊乱的“疾病状态”。

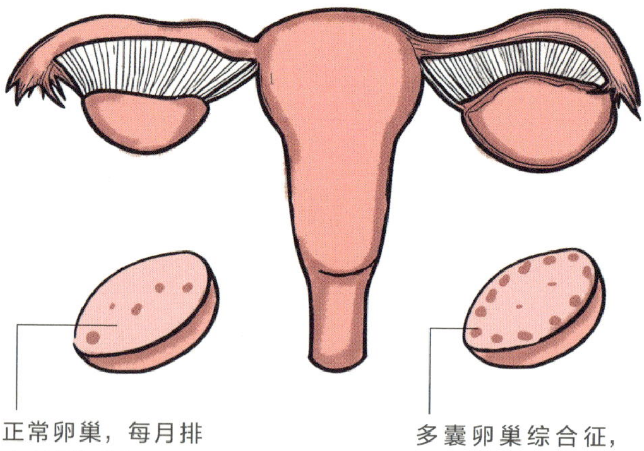


#### 什么是多囊卵巢

单纯性多囊卵巢：通过B超发现双侧卵巢体积增大，单侧卵巢内有≥12个直径2~9毫米的小卵泡，但无其他异常症状。

常见人群：约25%的健康育龄女性可能出现，尤其是青春期女性（激素未稳定时）。如果月经正常，排卵正常，没有雄性激素升高或多毛、痤疮等临床高雄症状，仅仅B超发现多囊卵巢，一般不认为是异常的。

### 什么是多囊卵巢综合征

多囊卵巢综合征是一种复杂的内分泌代谢紊乱所导致的疾病。其诊断需满足以下3项中的2项：

- 稀发排卵或无排卵（月经周期＞35天或闭经）；
- 高雄激素表现（多毛、痤疮）或血睾酮升高；
- B超显示卵巢多囊样改变，单侧或双侧卵巢内直径2~9毫米的卵泡≥12个，或卵巢体积增大（＞10毫升）。

常合并胰岛素抵抗、肥胖、代谢综合征等。

## 多囊=不孕吗

多囊并不等同于不孕，但多囊卵巢综合征确实会增加不孕的风险，原因如下：

### 排卵异常

多囊卵巢综合征患者的内分泌系统紊乱，导致卵泡发育异常，难以发育成熟并排卵，使卵子无法与精子结合，影响受孕。

### 激素失衡

多囊卵巢综合征患者雄激素水平通常较高，会抑制卵泡的发育和成熟，还会干扰排卵，同时影响子宫内膜，不利于受精卵着床。

### 代谢问题

许多多囊卵巢综合征患者伴有胰岛素抵抗，会进一步加重内分泌紊乱，影响卵巢功能和排卵。

## 减肥对“胖多囊”备孕重要吗

减肥对“胖多囊”备孕确实重要：

1. 肥胖会加剧多囊卵巢综合征患者的内分泌紊乱，导致排卵不规律或停止。

2. 肥胖会加重胰岛素抵抗，导致雄激素水平升高，影响卵泡发育。

3. 肥胖会增加妊娠并发症风险，如妊娠糖尿病、高血压等。

4. 减肥有助于改善子宫内膜状态，提升胚胎着床概率。

5. 肥胖与流产风险增加相关，减肥能降低这一风险，提高妊娠稳定性。

## 多囊卵巢综合征的中医调理方法

中医认为多囊卵巢综合征与肾虚、痰湿、血瘀等相关。

### 中药调理

**肾虚型**

表现为月经稀发、腰膝酸软、畏寒怕冷，可选用右归丸。

**脾虚痰湿型**

表现为肥胖、疲倦、白带多、大便稀溏，可选用苍附导痰丸。

**血瘀型**

表现为月经有血块、痛经、面色晦暗，可选用桃红四物汤，也可选用少腹逐瘀汤加减。

## 外治调理

### 埋线减肥

通过在特定穴位内埋入可吸收的医用羊肠线，利用线体对穴位的持续刺激作用，达到调节气血、平衡内分泌、改善代谢等效果。

适合人群：轻中度多囊卵巢综合征患者（尤其月经稀发或闭经者）；对西药（如避孕药、促排卵药）不耐受或疗效不佳；合并肥胖、胰岛素抵抗的多囊卵巢综合征患者。

治疗方式：医生根据体质辨证选穴（如痰湿型选丰隆穴，肾虚型选肾俞穴）。

> **温馨提示**
>
> 治疗后24小时内避免沾水，防止感染。治疗期间需配合低糖饮食、规律运动（如快走、瑜伽）。定期复查性激素、超声等指标评估疗效。

频次与疗程：每2周埋线1次，3个月为1疗程（需医疗机构专业针灸师操作）。

### 拔罐除湿

拔罐疗法通过在皮肤表面形成负压，刺激经络和穴位，调节气血运行，改善身体的痰湿、血瘀状态，从整体上调节女性内分泌和代谢，改善月经不调、肥胖等症状。

适合人群：合并肥胖、胰岛素抵抗的多囊卵巢综合征患者。

操作方式：在背部的肝俞、脾俞、肾俞、命门等穴位，以及腹部的气海、关元、中极等穴位进行拔罐。一般采用留罐法，将罐吸附在选定穴位上，留罐10~15分钟。

拔罐频次：每周2~3次，具体频次需根据个人体质和病情调整。

> **温馨提示**
>
> 拔罐过程中应注意防止烫伤，留罐时间不宜过长防止起泡，拔罐后1小时内不宜接触冷水或洗澡，避免进食生冷食物。经期腰腹部不宜拔罐。

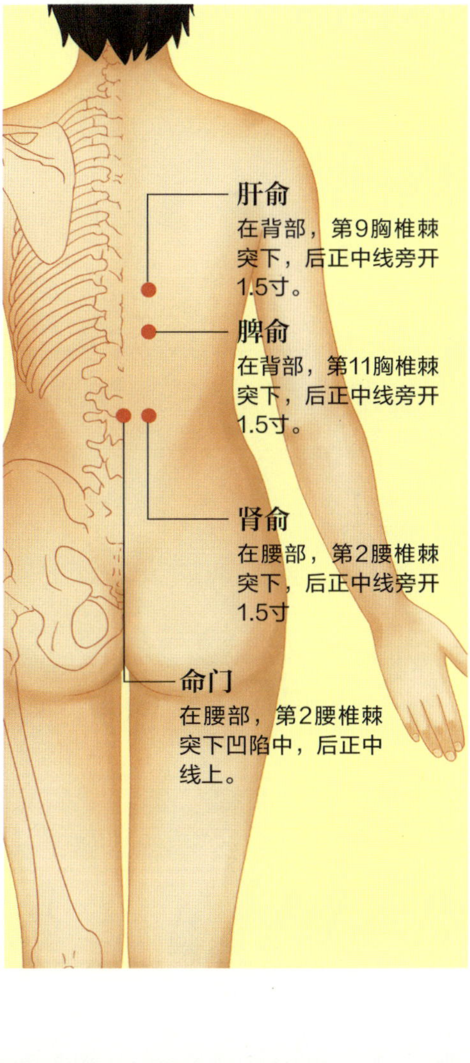

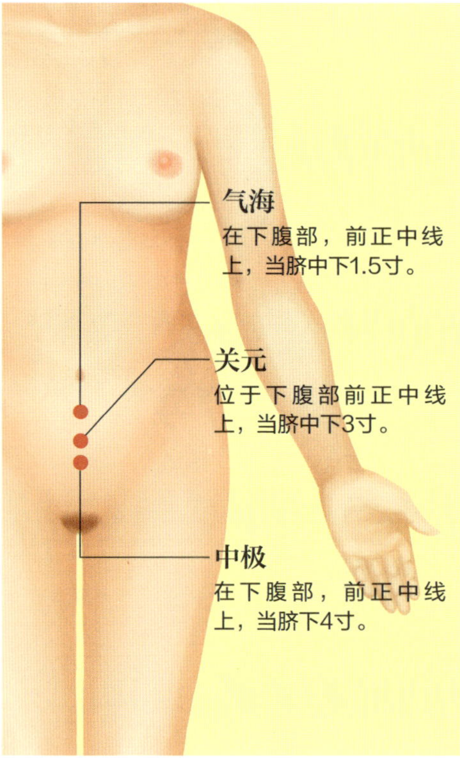


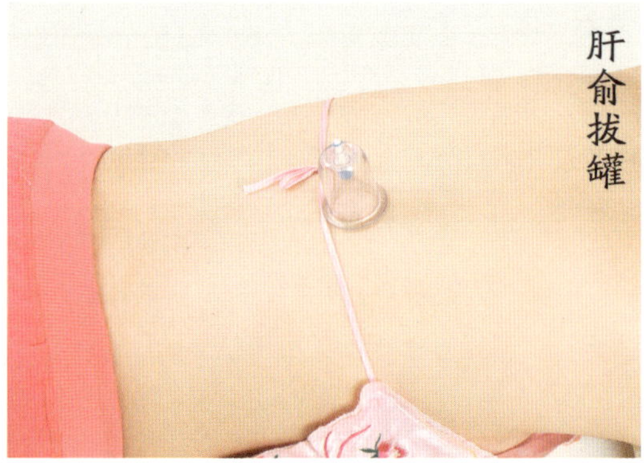
肝俞拔罐

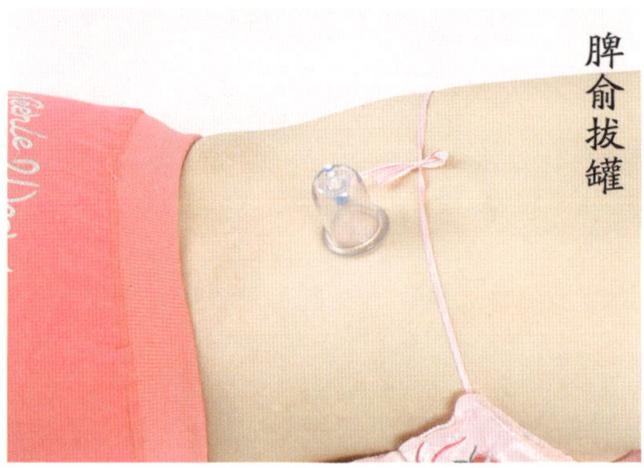
脾俞拔罐

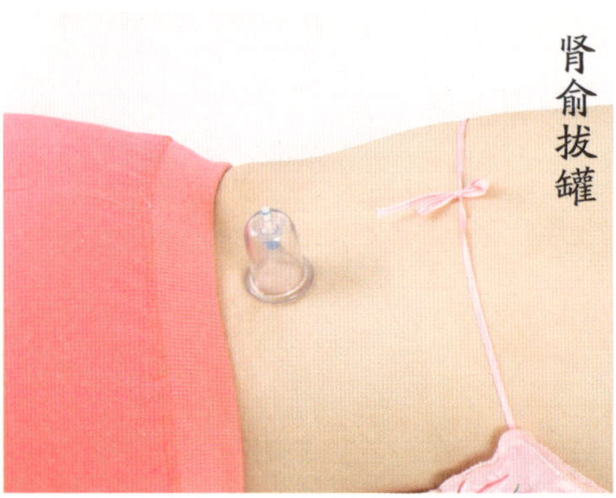
肾俞拔罐

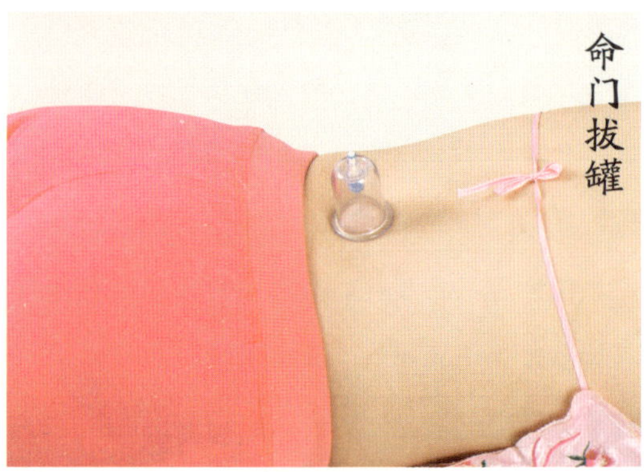
命门拔罐

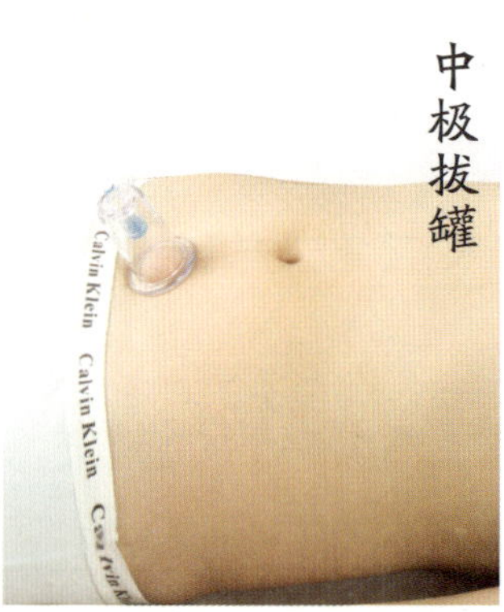
中极拔罐

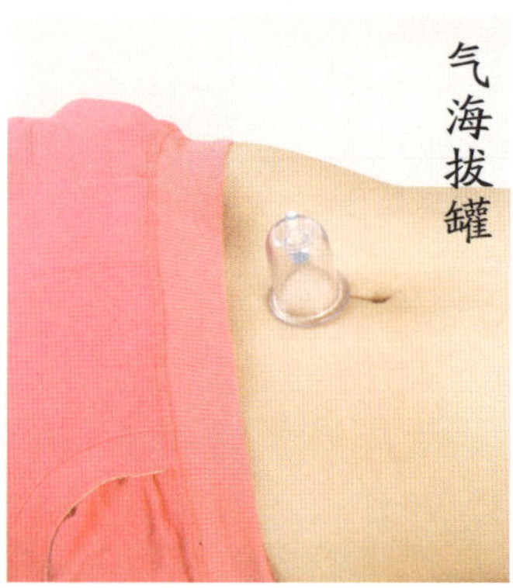
气海拔罐

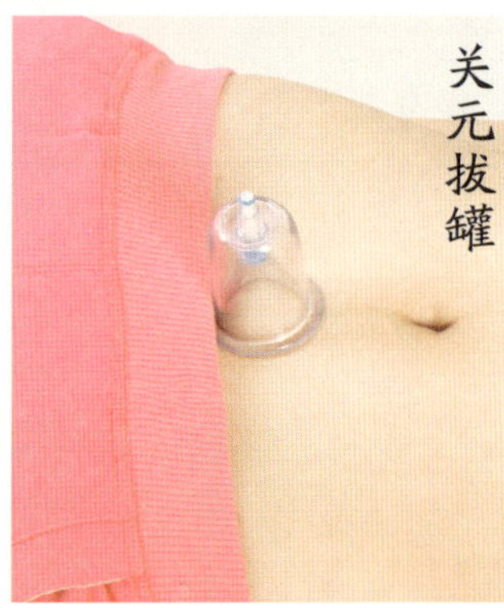
关元拔罐

## 生化妊娠，究竟是怀了还是没怀

有人说生化妊娠就是正常来了一次月经，其实不算怀孕，是这样吗?

### 什么是生化妊娠

在女性的受孕过程中，精子和卵子相遇结合形成受精卵，然后受精卵会一边发育一边向子宫移动，寻找合适位置着床，就像一颗种子寻找适宜的土壤扎根生长。可在生化妊娠时，这颗“种子”没能成功在“土壤”里扎根，便随着下次月经一起流掉了。大多时候女性会以为可能是本次月经推迟几日，一般无腹痛等不适症状，因此生化妊娠也经常被育龄女性所忽视。它也是自然流产的一种，自然流产当中80%都是生化妊娠。

### 怎么判断自己是否是生化妊娠

· 月经“推迟”后出血

有短暂的停经史一般不超过35天，阴道出血量可能略多或伴有轻微腹痛。

· 验孕棒弱阳性

人绒毛膜促性腺激素（HCG）水平较低，可能显示浅浅的“两道杠”，但后续不加深。这是因为生化妊娠时，受精卵着床后会分泌HCG，但由于妊娠未能持续，HCG水平较低。也有部分女性可能检测结果一直呈阴性。

· 血HCG检测

数值较低（通常<100mIU/mL）且隔日不翻倍增长，反而下降。

· B超监测

在怀孕5周左右，正常情况下通过B超可以看到宫腔内的孕囊。但生化妊娠时，B超检查会发现宫腔内没有孕囊，也看不到其他妊娠迹象，这是与正常怀孕相区别的重要特征之一。

## 为什么会发生生化妊娠

很多时候，生化妊娠的发生悄无声息，原因也难以确切判断。最常见的是受精卵本身有染色体异常，就像先天不足的种子，很难健康生长。也可能是母体的免疫系统把受精卵当成“异物”排斥，或是子宫内膜太薄、激素水平不稳定，无法给受精卵提供良好的“土壤”。偶尔一次生化妊娠，就像走路不小心绊了一跤，不是啥大问题，大部分是身体自然筛选的结果，是大自然的“优胜劣汰”。

## 生化妊娠会影响下次怀孕吗？多久可以继续要宝宝

偶然出现1次生化妊娠无需治疗，一般不影响下次妊娠。在确定血HCG降至正常水平后，如果B超检查显示无异常，待身体恢复正常下次月经周期后就可以再次备孕。

## 生化妊娠后需要做全面的检查吗

对于偶尔发生一次生化妊娠的女性，通常不需要进行全面检查。因为生化妊娠可能是由于偶然的胚胎染色体异常等原因导致，可先观察，在下次备孕前进行常规的孕前检查即可。但如果连续发生2次及以上生化妊娠，建议尽早挂生殖免疫科或复发性流产专科，让专业团队为你制定个性化备孕方案，在医生指导下夫妻双方进行全面检查，比如检查夫妻双方染色体、激素水平、免疫功能等，针对性地进行治疗。

## 复发性流产，怎么破解

复发性流产，指连续发生两次或两次以上的自然流产。

### 为什么总是怀得上却留不住

· 胚胎自身的“优胜劣汰”

大部分早期流产（怀孕12周前）是因为胚胎的染色体“天生缺陷”。有些胚胎的染色体数目不对，或者结构有问题，就好像种子先天就“缺胳膊少腿”，这样的胚胎很难健康长大，所以就容易流产。这可能是爸爸妈妈的染色体本身就有问题，遗传给了胚胎;也可能是胚胎在形成的过程中,出现了“意外”。这种情况是大自然的选择，占自然流产的50%~60%。

· 子宫环境的“土壤问题”

子宫就像孕育生命的土壤，如果土壤贫瘠或有“坑洼”，胎儿很难扎根。有的妈妈子宫有毛病，比如子宫形状奇怪（如纵隔子宫），像个歪歪扭扭的房子，胚胎住着不舒服；或者子宫里长了肌瘤，像房子里多了个障碍物；又或者宫腔粘连，内膜薄得像纸，这些都可能影响胚胎着床和发育。

· 激素失衡的“隐形杀手”

孕激素是维持妊娠的关键，它能让子宫安静，为胎儿提供营养。这些看不见的激素波动，都可能悄悄“偷走”你的宝宝。

黄体功能不足，导致孕激素分泌不够，就像给植物浇水不足，自然难以茁壮成长。

甲状腺功能异常、胰岛素抵抗等问题，也会悄悄影响胎儿的“后勤补给”。

· 母体的“排异反应”

正常情况下，母体需要对胚胎“睁一只眼闭一只眼”，才能让它安全生长。但有些自身免疫疾病，如抗磷脂综合征、系统性红斑狼疮，或免疫系统过度活跃，会把胚胎当成“外来物”攻击，比如抗磷脂综合征，会让血液变“黏”，阻断宝宝的营养通道。

· 感染因素

某些病菌感染（如弓形虫、风疹、衣原体、支原体等）可能破坏子宫内环境，像土壤被污染，干扰胚胎发育。

· 男方因素

男性的精子质量不高，会影响胚胎。

· 生活里的“隐形雷区”

长期熬夜、压力过大、吸烟酗酒，都可能成为流产的帮凶；另外接触甲醛/辐射等有害环境，可能在不知不觉中影响宝宝的“扎根”。

**总结：**复发性流产的原因很复杂，可能是一个因素在作怪，也可能是多个因素“合伙捣乱”。要是遇到反复流产的情况，请及时找生殖专科医生咨询。

## 复发性流产后再备孕需要注意什么？如何降低再次流产的风险

复发性流产对女性的身心会造成极大的影响，以下是再次备孕需要注意的事项和降低风险的措施。

· 全面检查评估

**夫妻双方染色体检查：**染色体异常是导致反复流产的重要原因之一。建议进行染色体核型分析（尤其是≥2次流产史），排查是否存在染色体数目或结构的异常。如果真的发现问题，也能提前了解可能的生育方案，比如借助辅助生殖技术，挑选出染色体正常的胚胎进行移植。

**女性生殖系统检查：**通过B超详细检查子宫形态、大小，排查是否存在子宫畸形（如纵隔子宫、双角子宫）、子宫内膜息肉、子宫肌瘤等影响胚胎着床和发育的因素。同时，进行宫腔镜检查，更直观地观察子宫内部情况，若发现问题及时处理。

**内分泌检查：**检查甲状腺功能，因为甲状腺功能异常（如甲亢、甲减）会干扰胚胎的正常发育，需要将甲状腺激素水平调整到合适范围。检测性激素六项，了解卵巢功能和内分泌状态，确保雌激素、孕激素等激素水平正常，为胚胎着床和发育提供良好的内分泌环境。

**感染因素检查：**排查是否存在TORCH综合征（弓形虫、风疹病毒、巨细胞病毒、单纯疱疹病毒）以及其他病原体，如支原体、衣原体、淋病奈瑟菌等感染。如果有感染，先进行规范治疗，治愈后再备孕。

**免疫因素检查：**检测自身免疫抗体，如抗磷脂抗体、抗核抗体等。某些自身免疫性疾病可能导致免疫系统攻击胚胎，引发流产。若发现免疫异常，在医生指导下使用免疫抑制剂等药物进行治疗。

**男方精液检查：** 检查精子的数量、活力、形态等指标，若存在少精、弱精、畸形精子症等问题，及时进行治疗和调整生活方式。

· 生活方式调整

**均衡饮食：** 日常饮食注重营养均衡，多摄入富含蛋白质、维生素和矿物质的食物。如瘦肉、鱼类、豆类、蛋类等富含丰富的蛋白质；新鲜的蔬菜和水果富含各类维生素。避免食用过多辛辣、油腻、刺激性食物以及生冷食物。

**规律作息：** 建议采用23点~7点睡眠模式，每天尽量保证7~8小时的充足睡眠。

**适度运动：** 选择中等强度的有氧运动，如散步、瑜伽、慢跑等，每周坚持运动3~5次，每次30分钟左右。

**戒烟戒酒：** 香烟中的尼古丁和酒精都会对卵子和精子的质量产生不良影响，增加流产的风险。此外，也要尽量避免接触其他有害物质，如毒品、农药、化学试剂等。

**控制体重：** 将体重指数［BMI=体重（千克）÷身高$^2$（米$^2$）］控制在正常范围内（BMI=18.5~23.9）。过重或过轻都会影响排卵功能。如果体重超出正常范围，可以寻求营养师的帮助，避免使用极端的增重、减重方法。

· 备孕过程中的注意事项

**监测排卵：** 使用排卵试纸或通过B超监测排卵，了解自己的排卵规律，在排卵期合理安排性生活，提高受孕概率。同时，记录基础体温，通过基础体温的变化辅助判断排卵情况，为受孕做好准备。

**谨慎用药：**在备孕期间，身体出现不适时，无论是感冒还是其他疾病，都不能自行随意用药。就诊时，一定要告知医生自己正在备孕，让医生选择对胎儿安全的药物，避免药物对胚胎产生不良影响。

**及时就医：**一旦发现怀孕，第一时间去医院检查，确认宫内妊娠，并监测血HCG和孕酮水平。根据检查结果，在医生的指导下进行保胎治疗，如补充孕激素、使用抗凝药物（如果存在抗磷脂综合征等情况）等。

**总结：**复发性流产后备孕的关键是明确病因、针对性治疗、科学管理。

## 中医助力打破“怀孕魔咒”

可在西医治疗的基础上辅助中医治疗。

### 中药调理，改善体质，固本培元

#### 肾虚型

表现为腰膝酸软、头晕耳鸣、夜尿频多、性欲减退、月经量少色淡。

调理方药：寿胎丸（菟丝子、桑寄生、续断、阿胶）加减补肾益精、固冲安胎。也可选用中成药滋肾育胎丸、麒麟丸，使肾气得到补充，再次怀孕时胎儿的稳定性显著提高。

#### 气血不足型

表现为面色苍白、神疲乏力、头晕心悸、月经量少色淡质稀。

调理方药：八珍汤（人参、白术、茯苓、甘草、当归、川芎、白芍、熟地黄）加减补益气血。也可选用中成药八珍颗粒、归脾丸，使气血生化有源，为再次受孕创造良好的身体内环境。

### 肝郁气滞型

表现为情绪焦虑、乳房胀痛、月经不调。

调理方药：逍遥散（柴胡、白芍、白术等）加减疏肝解郁。也可选用中成药逍遥丸或加味逍遥丸，使肝气条达，肝血充足，有利于再次受孕。

### 血瘀型

表现为经血暗紫有块、小腹刺痛、舌有瘀斑。

调理方药：少腹逐瘀汤（小茴香、干姜、延胡索、没药、当归等）加减活血化瘀。也可选用中成药桂枝茯苓丸（适用于子宫肌瘤或内膜异位症患者）消除瘀血阻滞，促进胞宫血液循环，为再次受孕提供良好的子宫内环境。

## 中医外治法，为种子准备好土壤

### 针刺疏通

通过针刺特定穴位调节内分泌，改善盆腔血液循环，增加卵巢子宫血供，促进内膜生长和提高子宫内膜容受性。

常用穴位：关元（培元固本）、子宫穴（调理胞宫）、三阴交（调肝脾肾）。

频次与疗程：每周2~3次，连续3个月经周期为1疗程（需医疗机构专业针灸师操作）。

### 艾灸暖宫

艾灸特别适用于阳虚宫寒反复流产的备孕女性。

推荐穴位：关元穴、子宫穴。

艾灸方式：一般采用艾盒灸或艾条悬灸的方式进行施灸。

艾灸频次：1周2~3次，每次艾灸时间在15~20分钟即可。

**温馨提示**

施灸过程中应注意防止烫伤，艾灸后1小时内不宜接触冷水或洗澡，灸后多喝温开水，避免进食生冷食物。经期月经量多时不宜施灸。

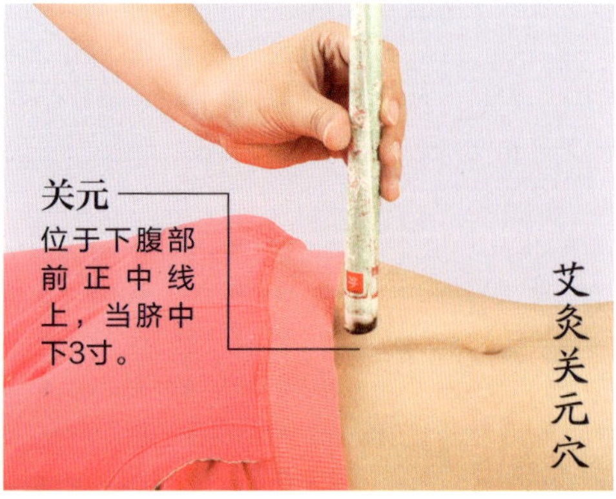


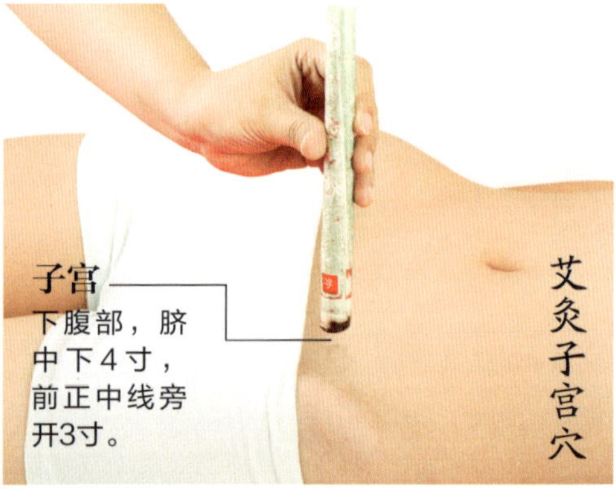

## 宫外孕：生命的“错误着陆”

### 为何会发生宫外孕

正常情况下，受精卵应该种植到子宫腔内，如果种植到子宫腔外的其他地方称异位妊娠，也就是“宫外孕”。以输卵管妊娠最常见（占95%以上），还有少见的卵巢妊娠、腹腔妊娠、宫颈妊娠等。

为什么第一次怀孕就会遭遇宫外孕呢？下面就来逐一探究竟。

· 输卵管“闹别扭”了

**炎症搞破坏：**输卵管炎症是宫外孕的头号“元凶”。分为输卵管黏膜炎和输卵管周围炎。黏膜炎会让输卵管管腔变窄；周围炎则影响输卵管的蠕动功能。当受精卵要通过输卵管进入子宫时，这些问题就可能导致它被“堵”在半路，只能在输卵管内着床发育 。

**发育不给力：**输卵管自身发育不良，比如过长、过细、肌层发育差或者黏膜纤毛缺乏，无法正常将受精卵送到子宫。另外，输卵管的功能如果出现异常，比如蠕动速度过慢或纤毛活动异常，也会耽误受精卵的“行程”。

· 受精卵“迷路”了

正常情况下，卵子在输卵管壶腹部受精后，会一边分裂一边向子宫方向移动。但如果一侧卵巢排卵，受精卵却在宫腔或腹腔“闲逛”，向对侧输卵管移行，这个过程花费时间太久，等它到对侧输卵管时，就只能就地“安营扎寨”，从而导致宫外孕。

· 辅助生殖“小插曲”

对于借助生殖技术怀孕的女性，宫外孕的风险也会有所增加。在进行体外受精—胚胎移植时，胚胎移植管放置过深，或者一次性移植胚胎数量过多，都可能让胚胎在子宫外“落脚”。

· 其他“帮凶”

**子宫内膜异位症：**盆腔子宫内膜异位症会让盆腔环境变得复杂，异位的内膜组织可能会干扰输卵管的正常功能，阻碍受精卵的运行，让受精卵“跑偏”。

**手术留隐患：**之前做过输卵管绝育术、输卵管吻合术等输卵管手术，输卵管的结构和功能就会改变，留下瘢痕等，影响受精卵通行，增加宫外孕发生的可能性。

**避孕失败“惹祸端”：**使用宫内节育器避孕失败，或者口服紧急避孕药失败后怀孕，发生宫外孕的风险会比正常情况高。

## 如何识别宫外孕的早期信号

宫外孕的早期症状与正常妊娠相似，容易被忽视，识别宫外孕的三大警示信号如下。

**停经：**多数宫外孕患者会出现6~8周的停经史，但输卵管间质部妊娠停经时间较长，但也有部分患者没有明显停经史，或者将不规则阴道流血误以为是月经。

**腹痛：**这是宫外孕最常见的症状，多为一侧下腹部隐痛或酸胀感。当输卵管妊娠流产或破裂时，会突然出现一侧下腹部撕裂样剧痛，同时伴有恶心、呕吐。

**阴道流血：**常表现为不规则点滴状出血，出血量一般少于月经量，颜色暗红或深褐色；不过，也有少数患者阴道流血量较多，容易与正常月经混淆。

## 一次宫外孕后，还能自然怀孕吗

发生过一次宫外孕后仍有自然怀孕的可能。正常女性有左右两侧输卵管，只要另一侧输卵管功能正常，能正常拾取卵子、运输受精卵，卵巢也能正常排卵，就可以自然受孕。不过，与双侧输卵管都正常的情况相比，怀孕概率可能会有所降低。

**温馨提示**

宫外孕是很危险的，随着胚胎在子宫外生长，可能导致输卵管破裂、大出血，严重时危及生命。所以，怀孕后一旦出现腹痛、阴道流血等异常症状，一定要尽快到医院排查一下。

## 宫外孕后多久可以再次怀孕？如何降低再次宫外孕的风险

一般建议治疗后3~6个月再尝试怀孕（具体遵医嘱）。宫外孕后再次妊娠的宫外孕风险为10%~20%，再次备孕需要做好如下准备。

**做好孕前检查：**再次备孕前，建议夫妻双方都进行全面的身体检查。女性重点完善输卵管造影检查，看看另一侧输卵管有没有问题。当对侧输卵管通而不畅时不要备孕，一定要规范性治疗确保输卵管通畅后再备孕。

**治疗相关疾病：**如果检查发现存在输卵管炎症、粘连，或盆腔炎症、子宫内膜异位症等疾病干扰受精卵的正常运行，应在孕前进行规范治疗。

**监测排卵试孕：**可通过B超监测排卵试孕，发生过宫外孕的一侧建议不要试孕，优先选择健侧输卵管同侧卵巢排卵时试孕，提高成功受孕概率。

**加强孕期监测：**一旦怀孕一定要严密监测血HCG翻倍的变化以及彩超的检查，尽早明确宫内妊娠的诊断排除宫外孕的风险。若出现腹痛、阴道不规则出血等异常症状，要及时到医院就诊，排查原因，以便采取相应的治疗措施。

## 宫外孕后，中医助你成功再孕

中医调理对宫外孕后备再孕是很有帮助的，能为你下次健康备孕打下坚实的基础。

### 中药内服，改善体质

专业中医师通过辨证为患者制定个性化调理方案。

对于气血偏虚者，通过使用党参、黄芪、当归等补气养血中药，使气血充盈，为受孕创造良好的身体条件。

如果是血瘀型，常用活血化瘀、消癥散结的药物，比如宫外孕Ⅱ号方（丹参、赤芍、桃仁、三棱、莪术）等，能改善盆腔血液循环，促进身体恢复。

如是体质偏寒者，采用温阳散寒之法，可改善宫寒等问题，利于胚胎着床。

### 中药热罨包外敷

**适合人群**

宫外孕保守治疗后、输卵管通而不畅、术后盆腔粘连者。

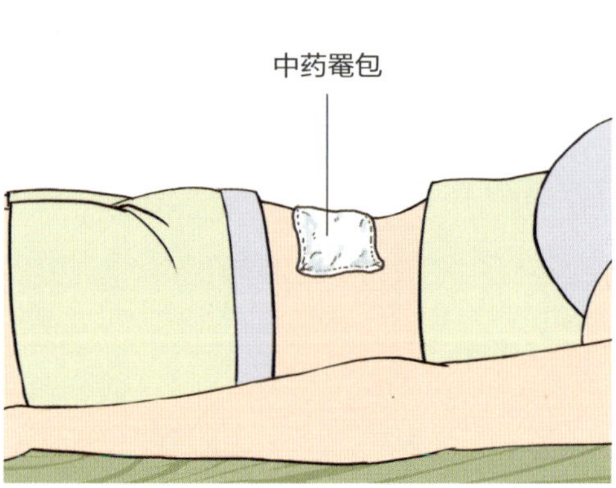


**外敷通管方**

透骨草40克，三棱50克，莪术50克，夏枯草50克，红藤50克，地龙10克，海藻50克，蜈蚣10克，白酒（适量）。

**居家操作要点和注意事项**

详见第四章中药热罨包助孕。

## 中药灌肠

### 适合人群

输卵管积水、输卵管通而不畅、合并急慢性盆腔炎者。

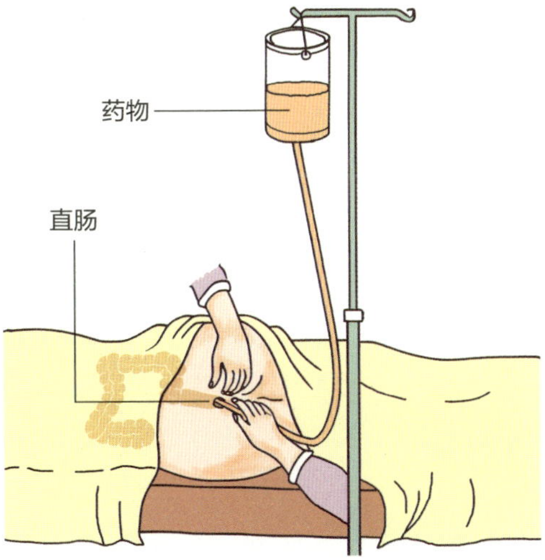


### 灌肠通管方

桂枝30克，细辛5克，透骨草30克，赤芍30克，皂刺10克，莪术30克，生甘草10克，王不留行10克，石见穿10克，丹参30克。

### 居家操作要点和注意事项

详见第四章中药灌肠助孕。

**温馨提示**

中医调理是个循序渐进的过程，需要耐心和坚持。一般需调理3~6个月，在调理期间，一定要严格按照医生的治疗方案坚持治疗，不可擅自中断。

# 第三章

# 正确认识不孕不育
# ——科学备孕，轻松迎接好孕

在备孕的旅程中，

当“好消息”迟迟未按时抵达，

“为什么怀不上”“是不是身体出了问题”的疑问便会不断浮现。

不孕不育并非个例，

它可能与女性的生理机能相关，

也可能涉及男性身体状况，

有时是双方因素，

面对备孕困境，盲目焦虑毫无意义，科学认知才是破局关键。

有数据显示，全球每8对夫妇中就有1对面临生育难题，不孕不育就是指处在生育年龄阶段的男女在没有采取任何避孕措施的情况下，正常性生活至少1年以上，仍然没有成功怀孕。由于女性自身因素不能怀孕就叫不孕症，由于男方因素使女性不能怀孕就叫不育症。根据以前有没有怀孕，又可分为原发性不孕和继发性不孕。

**原发性不孕：**指一对育龄夫妇在有正常性生活、没有采取任何避孕措施的情况下，至少1年从没有怀孕。

**继发性不孕：**是指曾经有过怀孕的情况，包括怀孕10个月后正常生产的、早产、流产、宫外孕等，之后有正常性生活、没有采取避孕措施，至少1年以上，没有再次怀孕。

## 多久没有怀孕就需要就医检查

通常情况下，夫妻双方有正常性生活、没有采取避孕措施，同居1年没有怀孕就需要及时就医。但以下情况建议更早检查：

### 年龄因素

对于女性年龄超过35岁的，由于生育能力会随着年龄增长而下降较快，可以在备孕6个月没有怀孕的就考虑就医；年龄＞40岁建议在备孕开始前评估。

### 高风险人群

女性有月经紊乱、月经过多或过少、盆腔炎、子宫肌瘤、反复流产、盆腔手术等疾病史；男方精液检查异常（如精子浓度低于1500万/毫升）、性功能障碍（如勃起障碍、不射精）、生殖系统异常（如隐睾、精索静脉曲张）等。以及有一方长期接触有害物质等。

### 特殊情况

有家族遗传病史(如染色体异常)、性传播疾病史等；遗传和传染病可能增加不孕风险，提前检查可以尽早采取措施。

## 不孕不育需要夫妻双方一起检查吗

夫妻双方共同检查。怀不上是多种因素导致的，可能是单方面问题，也可能是双方问题，所以要一起找原因，明确病因后制定个体化的治疗方案。

### 女性检查项目

· 基础评估

**病史采集：**月经史、生育史、手术史、家族史。

**基础体温测定：**综合评估排卵情况。

· 排卵监测

超声监测卵泡发育（正常月经周期第11天开始监测，卵泡直径≤1.5厘米隔日监测，卵泡直径>1.5厘米每日监测）。

**激素检查：**月经周期第2~4天查性激素六项——促卵泡生成素（FSH）、促黄体生成素（LH）、雌二醇（E2）、催乳素（PRL）、孕酮（P）、睾酮（T），评估卵巢功能与内分泌状态。

· 输卵管通畅性检查

**子宫输卵管造影：**通过X线观察输卵管是否通畅。

**腹腔镜检查：**直视下评估盆腔结构，同时可治疗轻度粘连。

· 宫腔评估

**超声：**检查子宫内膜厚度，是否有息肉、肌瘤。

**宫腔镜：**直观观察宫腔内部结构，处理粘连、息肉等。

· 其他检查

**抗缪勒管激素（AMH）：**评估卵巢储备功能。

**免疫抗体筛查：**如抗精子抗体、抗核抗体等。

甲状腺功能、血糖、传染病筛查、染色体核型分析等。

### 男性检查项目

**精液分析：**禁欲2~7天后进行，评估精子浓度、活力、形态。

**生殖激素检查：**评估内分泌功能。

**生殖系统超声：**检查睾丸、附睾、前列腺、精索静脉等。

**前列腺液检查：**排查感染因素。

**遗传学筛查。**

## 不孕不育的中医治疗

中医认为，不孕不育与脏腑功能失调、气血阴阳失衡密切相关，尤其与肾、肝、脾三脏的功能紊乱关系密切。治疗上强调“辨证施治”，通过内服中药调理脏腑，结合外治法疏通经络，内外兼顾，综合调理。

### 中药调理

· 肾阳虚型

腰膝酸冷、性欲淡漠、月经量少色淡、怕冷等。常用方剂：右归丸、金匮肾气丸。

· 肾阴虚型

五心烦热、月经量少色红、腰膝酸软、口干失眠等。常用方剂：六味地黄丸。

· 气血虚弱型

面色苍白、月经量少色淡、头晕乏力、心悸失眠等。常用方剂：八珍汤、四物汤。

· 肝气郁结型

情绪抑郁、经前乳房胀痛、月经不调、胸闷不舒等。常用方剂：逍遥散、柴胡疏肝散。

· 痰湿阻滞型

体型肥胖、月经延后、带下量多、肢体沉重等。常用方剂：苍附导痰丸。

· 血瘀型

月经色暗有血块、腹痛拒按等。常用方剂：少腹逐瘀汤、桂枝茯苓丸。

## 中医外治法调理

外治法通过刺激穴位、药物渗透等方式，直接作用于病变部位，常与内服法配合使用，增强疗效。

· 针刺疗法

调节身体，激活生育能力。适用于排卵障碍、月经失调、子宫内膜薄等问题。特点：针刺需在专业医师操作下进行，通常配合月经周期治疗，比如排卵期前针刺促排卵。

· 艾灸

用温热疏通寒淤，温暖“生命之源”。适用于宫寒不孕（手脚冰凉、痛经）、黄体功能不足等。

· **中药灌肠**

将中药浓煎后保留灌肠，药物经直肠吸收，直达盆腔，适用于慢性盆腔炎、输卵管炎等。

· **推拿按摩**

通过腹部推拿、足底按摩等，疏通经络，缓解压力，改善生殖系统功能。

# 第四章

# 中医特色疗法助孕

诸多中医特色外治法助您怀孕，

您知道的有哪些？

穴位按压、艾灸、中药热罨包、中药浴足、耳穴压丸……

动动双手，一起学起来！

# 经络穴位调养助孕

人体从头到足分布着多条经络和300多个穴位，这些经络和穴位就是人体的能量通道和“开关”，特别是腹部、腰骶部和下肢藏着不少与生殖健康相连的“开关”，这些“开关”就是治疗和调理生殖健康的穴位。刺激这些穴位，可疏通经络，还可调节内分泌，改善盆腔血液循环，给子宫做SPA，为胚胎打造温暖的“摇篮”。

## 常见助孕穴位

助孕穴位主要分布在腹部、腰骶部和下肢。

### 腹部助孕穴位

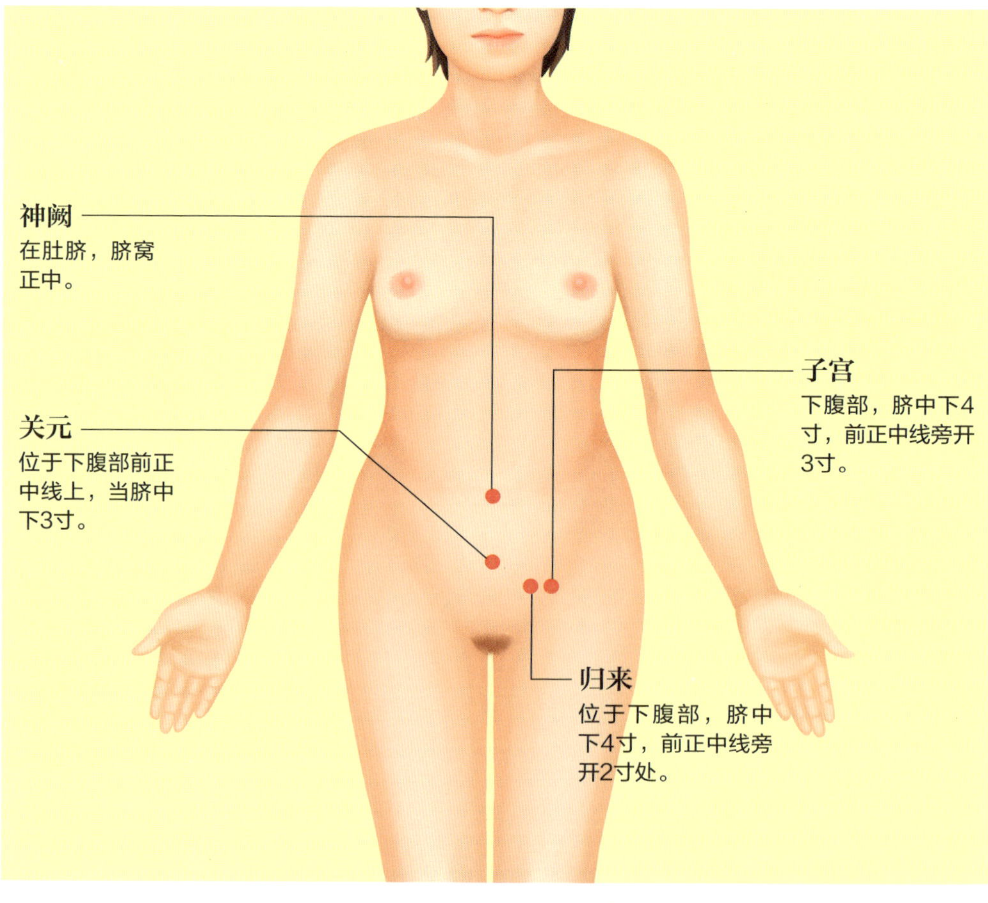

## 腰骶部助孕穴位

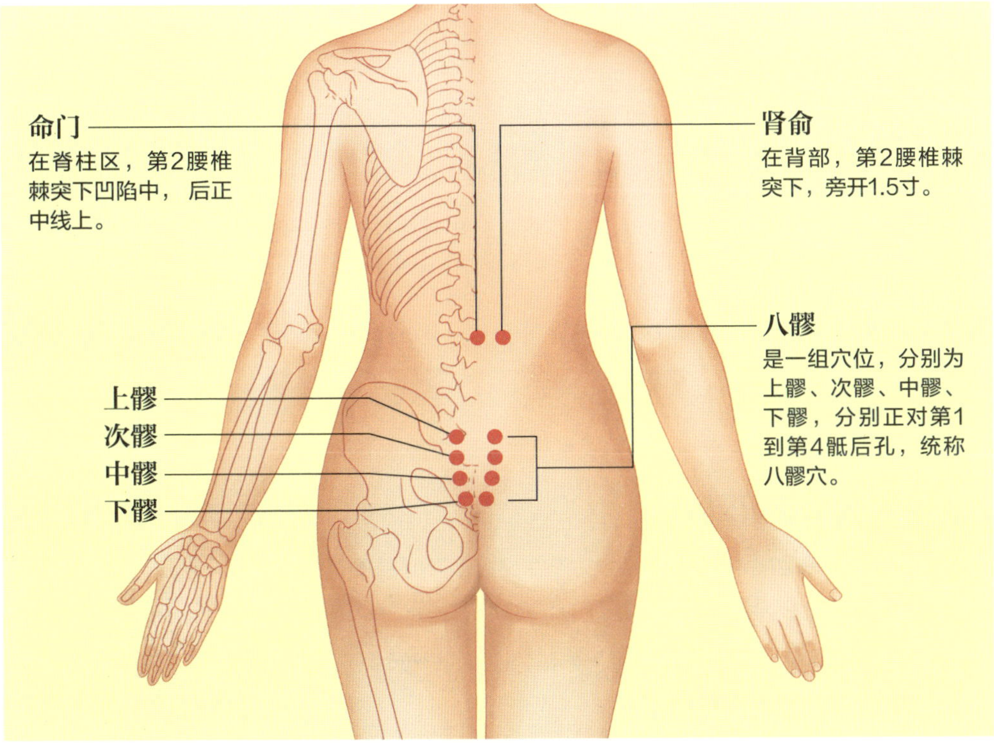


## 下肢助孕穴位

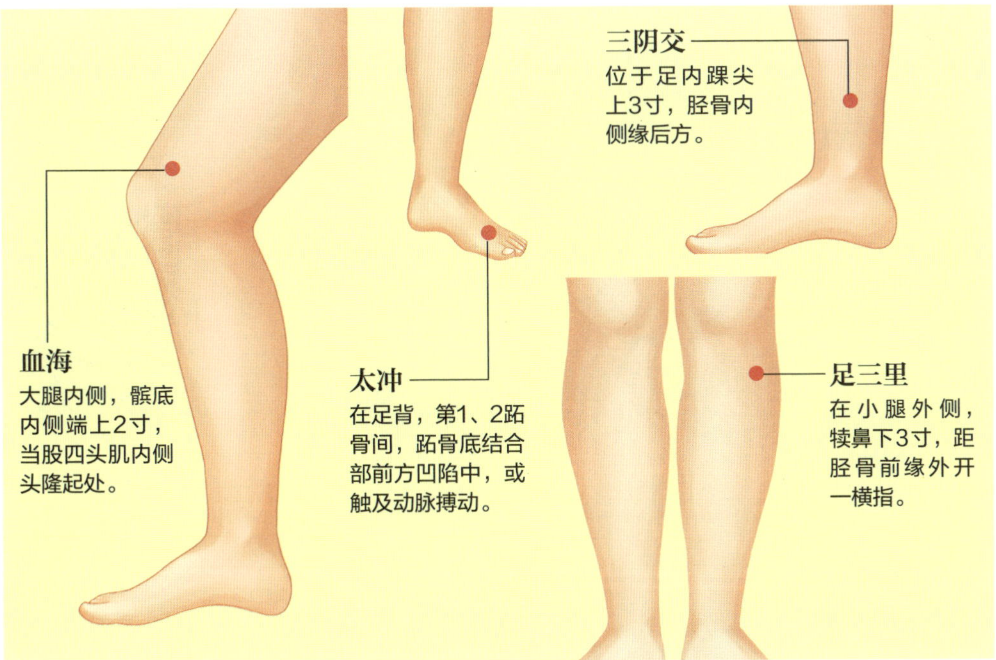

## 具体按摩手法

### 腹部助孕按摩手法

1. 站立位，双手五指伸直并拢，双手掌交叠紧贴腹部顺时针画圈揉摩，腹部有温热舒适感为佳，时间约3分钟。

2. 单手握空拳，拇指指腹紧贴穴位，手腕放松，摆动前臂，带动拇指指腹推揉穴位，每穴揉按约1分钟。

3. 五指伸直并拢，双手掌交叠覆盖在肚脐上，掌跟从肚脐沿腹部向下轻推3~5次。

扫码看视频

### 腰骶部助孕按摩手法

1. 站立位，双手五指伸直并拢向后背，手掌交叠贴在背后腰骶部，顺时针画圈揉按，时间约3分钟。

2. 双手握拳，分别用拇指屈曲的指间关节点按穴位，有酸胀感为佳，每穴揉按约1分钟。

3. 双手握空拳，用拳眼轻叩腰骶部，从腰部沿脊柱向下叩至臀部上方，重复3~5次。

扫码看视频

### 下肢助孕按摩手法

1. 坐位，单手握空拳，拇指指腹紧贴在穴位上，手腕放松，摆动前臂，带动拇指指腹推揉穴位，有酸胀感为佳，每穴按摩约1分钟。

2. 将拇指指腹覆盖在穴位上，用力深压穴位3~5次。

扫码看视频

**温馨提示**

取穴定位时，以自身骨度尺寸测量定位。

## 艾灸助孕

艾绒热力雄厚，穿透力强，深透皮肤肌肉，腹部的穴位更因位置紧邻子宫，热力可直达子宫，补益子宫元阳，子宫温暖，易于受孕。督脉和腰骶部的穴位可通经络，益肾阳。

· 脐灸

**适用人群：**宫寒引起的痛经、卵巢功能下降或早衰引起的不孕、常年手足冰凉的女性，需要调理体质的备孕女性，流产后需温养子宫的女性。

**选穴组方：**取神阙穴。

**操作要点：**将艾条点燃后，在神阙穴上方距离皮肤2~3厘米高处，画圈旋转施灸，灸至皮肤温热潮红。

每个穴位灸10~15分钟，每日或隔日一次，连续治疗1个月为1个治疗周期。

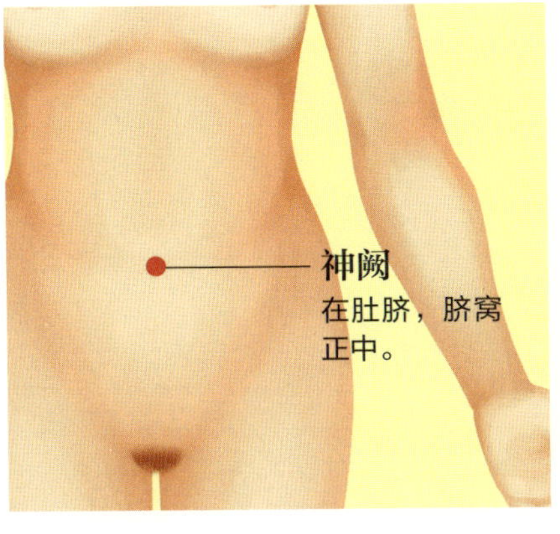


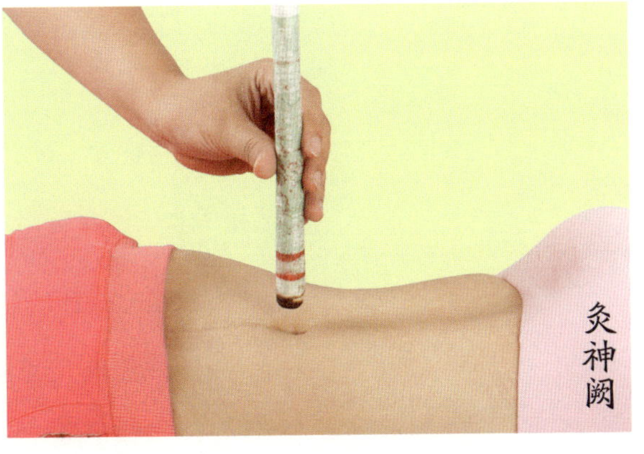


· 暖宫灸

**适用人群：**宫寒引起的痛经、卵巢功能下降或早衰引起的不孕、常年手足冰凉的女性，需要调理体质的备孕女性，流产后需温养子宫的女性。

**选穴组方：** 选用腹部的神阙、气海、关元、归来穴。

**操作要点：** 选用四孔或者六孔艾灸盒，患者仰卧，露出腹部，点燃艾条，插入艾灸盒孔中，将艾灸盒自神阙穴向下沿脐中线即任脉循行方向放置，灸盒的大小要覆盖住下方的关元和归来穴，待灸条燃完即可。

每日1次，连续7~10次为1个疗程，连续3个疗程为1个治疗周期。

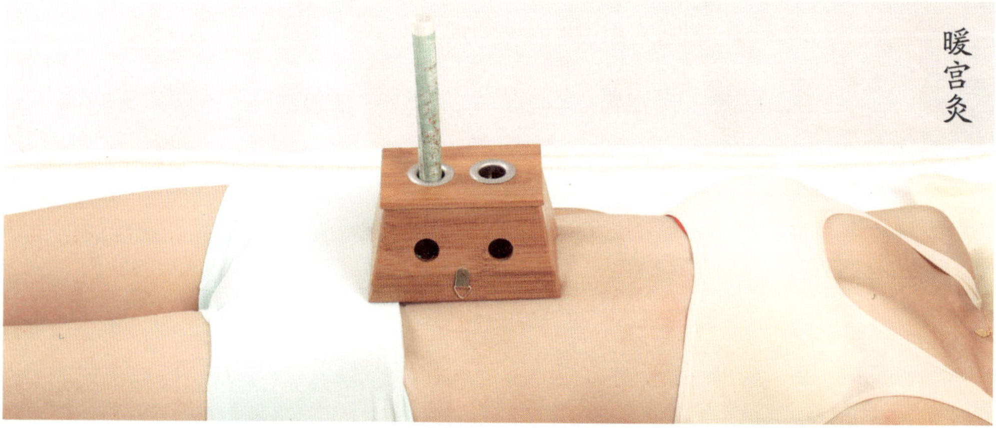


· 八髎灸

**适用人群：** 宫寒痛经或不孕，常年手足冰凉、腰膝冷痛、卵巢储备功能下降的备孕女性。

**选穴定位：** 骶部八髎穴。

**操作要点：** 患者俯卧，露出腰骶部，使用艾灸盒，装入艾条点燃，将艾灸盒放置在腰骶部八髎穴，待艾条自行燃烧。

每次治疗20~30分钟，每日1次，连续7~10次为1个疗程，3个疗程为1个治疗周期。

· 雷火灸

**适用人群**：痛经、输卵管炎、输卵管堵塞、盆腔炎、卵巢囊肿、月经不调、不孕女性。

**选穴组方**：腹部、腰骶部、子宫和下肢部的助孕穴位。

**操作方法**：将购买的雷火艾条，点燃后在距离皮肤2~3厘米处，运用各种手法在穴位或患处施灸，灸至皮肤温热潮红。

每个部位或穴位灸10~15分钟，每日1次，5~7次为1个疗程。

· 气交灸

**适用人群**：脾胃虚弱、失眠、宫寒痛经、免疫力低下的女性。

**选穴定位**：肚脐。

**操作方法**：将购买的艾绒搓捏成高约1.5厘米，底座直径约1厘米的圆锥状艾柱备用，肚脐四周涂上桐油或植物油，将瓷碗吸附在肚脐上，将制好的艾柱放置在瓷碗底部，点燃艾柱施灸。

每日一次，每次3~5壮，5~7次为一疗程，每疗程之间休息2天。

· 注意事项

1. 上述灸法可居家操作。

2. 灸后注意保暖，喝适量温开水，4小时内不宜洗澡，避免受凉。

3. 崩漏、经期出血量大或经期延长者不宜。

4. 皮肤破损或局部感染者不宜。

5. 阴虚、湿热体质者不宜。

6. 过敏或皮肤温度觉异常的女性不宜。

7. 发热、高血压急性发作期、眼部疾病出血患者禁雷火灸。

## 中药灌肠助孕

· 中药灌肠在助孕中的作用

中药灌肠可使药物通过直肠黏膜吸收，直接作用于盆腔，促进局部血液循环，改善组织营养状态，减轻炎症反应，松解粘连，提高受孕概率。

· 适用人群

慢性盆腔炎、慢性附件炎、部分子宫内膜异位症、子宫内膜炎、盆腔粘连或输卵管阻塞、盆腔积液、妇科肿瘤术后和流产术后调理的备孕和不孕女性。

· 常用备孕中药灌肠处方

**慢性盆腔炎、慢性附件炎方：**当归15克、丹参15克、鸡血藤20克、延胡索15克、草红藤15克、三棱10克、乳香10克，促进盆腔血液循环，减少炎性渗出。

**部分子宫内膜异位症方：**当归10克、丹参15克、乳香6克、三棱10克、夏枯草15克、皂角刺15克、柴胡10克、白芍15克，减少内膜增生。

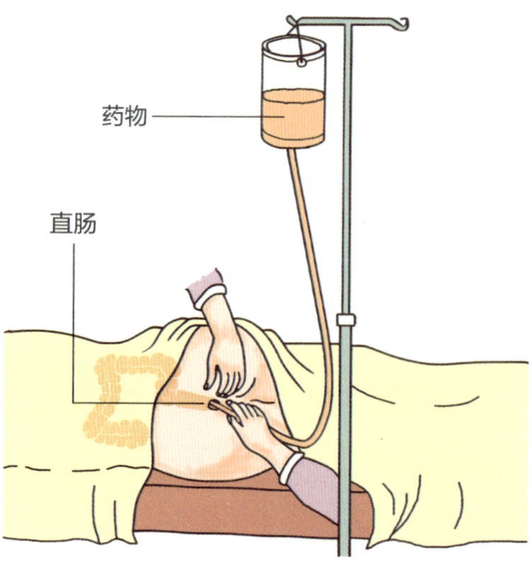


**子宫内膜炎方：**蒲公英15克、苍术10克、黄柏20克、薏苡仁30克、贯众30克、丹参15克、鱼腥草20克，改善子宫内膜血流，修复内膜。

**盆腔粘连和输卵管阻塞方：**柴胡10克、枳实10克、白芍20克、炙甘草10克、路路通15克、鸡血藤20克、皂角刺15克、王不留行10克、三棱10克，软化粘连，促进输卵管蠕动，提高怀孕概率。

· 居家中药灌肠操作要点

将辨证开具的中药组方加水煎煮20~30分钟，滤去药渣，使药液温度保持在38~40摄氏度左右，取适量药液装入灌肠袋中，连接好导管，悬挂一定高度备用。患者保持左侧卧位，露出肛门，将导管表面润滑后，自行插入肛门内一定深度，打开旋钮缓慢导入药液，保持体位使药液在体内尽量保持30分钟以上。

首次药液可用30~50毫升，之后逐渐增加药量至100毫升左右。每日一次，连续14天为一疗程，连续治疗3个月。

· 注意事项

1. 居家中药灌肠备孕，可在家自行操作，处方须由专业医生开具。

2. 中药灌肠须避开经期。

3. 局部严重溃疡、肛周严重感染等为中药灌肠禁忌。

## 中药热罨包助孕

中药热罨包是将组方中药装入布袋，加热后外敷在患处或穴位，借助热力和药效的共同作用，使药物成分通过皮肤渗透，直接作用于局部进入血液循环，达到温经散寒，活血化瘀，消肿止痛的作用，在备孕和不孕妇女的治疗和调理中疗效明显。

· 适用人群

痛经、月经不调、宫寒不孕、卵巢功能下降或早衰引起的不孕、急慢性盆腔炎、附件炎、子宫内膜异位症、妇科术后的炎性充血及疼痛，可用中药热罨包治疗。

· 常用处方

**痛经包：** 吴茱萸10克、当归10克、芍药10克、川芎10克、桂枝10克、细辛5克、鸡血藤10克、高良姜10克 ，温经散寒，祛瘀养血。

**宫寒不孕包：** 桂枝10克、没药10克、透骨草15克、川芎10克、干姜10克、小茴香10克，温暖子宫助孕。

**子宫内膜异位症包：** 蒲黄10克、五灵脂10克、香附10克、当归10克、赤芍15克、桃仁10克、没药10克、三棱10克，以疏肝行气，活血祛瘀。

**急慢性盆腔炎、附件炎包：** 败酱草10克、大血藤15克、丹参15克、乳香10克、没药10克、透骨草15克、苍术10克、白芷10克、三棱10克、连翘10克，清热利湿、化瘀止痛。

**妇科术后调理包：** 大黄10克、厚朴10克、陈皮10克、木香10克、紫苏梗10克、苍术10克、槟榔10克，健脾行气和胃、调气止痛。

· 居家中药热罨包操作要点

患者将组方中药（可加以粉碎）装入布袋，布袋封口，将药包放入蒸锅蒸5~10分钟或用微波加热，确保药包内中药材全部热透，取出后用干毛巾包裹药包，暴露热敷部位，将其热

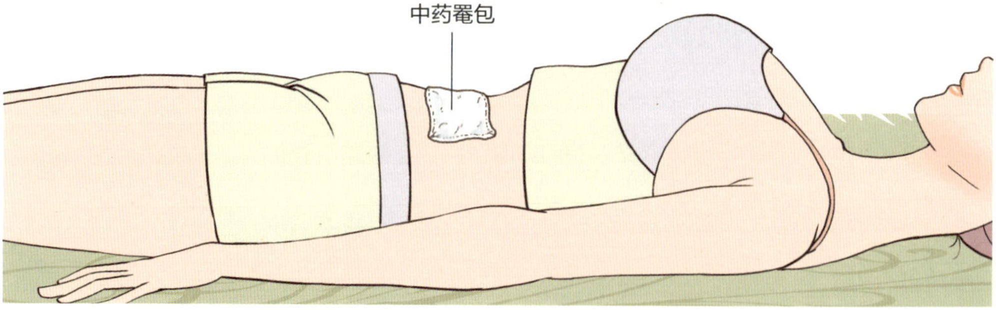

敷于患处或穴位，温度以患者皮肤耐受为准，冷却后可加热再敷。

每次敷20~30分钟，每日1次，7~10次为1个疗程。

· 注意事项

1. 中药热罨包可居家自行热敷，但处方需要专业医生开具。

2. 在家自行热敷，须注意掌握热罨包温度，避免烫伤。

3. 如患处或穴位皮肤破损，皮肤过敏或感觉异常，不宜使用中药热罨包治疗。

## 中药浴足助孕

人体一半以上的经络循行经过双足。中药浴足可刺激经络穴位，扩张足部毛细血管，改善全身血液循环，缓解疲劳，促进睡眠，间接调节内分泌，为受孕创造良好的条件，还可调理寒湿体质，缓解宫寒。

· 适用人群

宫寒不易受孕、痛经、月经不调、手足发凉、畏寒怕冷、腰膝冷痛、失眠的备孕女性。中药浴足包多含有艾叶、生姜等温性中药，可去寒除湿，改善子宫血流环境，提高受孕率，对宫寒不易受孕的女性尤为适宜。

· 常用处方

**温经散寒方：**艾叶10克、桂枝10克、姜黄10克、乌药10克、香附10克，以温经通络，助阳散寒。

**安神助眠方：**夜交藤30克、合欢皮15克、乌梅15克、艾叶10克，以安神定智，调节睡眠。

**痛经调理方：**当归15克、川芎15克、益母草30克、延胡索15克，鸡血藤20克，以活血化瘀，通络止痛。

· 居家中药浴足操作要点

根据患者病情辨证开具中药组方，加水煎煮20~30分钟，过滤出药渣，将药液放置至水温40摄氏度左右，以皮肤耐受为准。放入双足浸泡，药液需浸过双踝，冷却后可加热再次浸泡，浸泡15~20分钟，以身体微出汗为佳。浸泡完毕后擦干双足，穿干净棉袜保暖。每日1次，10次为1个疗程。

· 注意事项

1. 中药浴足可居家使用，但处方需要专业医生开具。

2. 已孕者不宜中药浴足，因浴足中药中多有活血化瘀成分。

3. 足部皮肤破损、溃疡、真菌感染者不宜中药浴足。

4. 中药浴足时不宜水温过高，不宜久泡，避免大汗虚脱。

## 耳穴压丸助孕

耳穴压丸是将王不留行、油菜籽等表面光滑、硬度适宜、大小一致的球状颗粒贴在胶布上，将胶布固定在耳廓相应穴区以调节内分泌、改善睡眠，调整备孕女性亚健康状态，提高受孕率。

· 适用人群

失眠、月经不调、内分泌紊乱、亚健康状态的备孕女性。

· 选穴组方

单侧耳穴选取内生殖器、内分泌、皮质下、心、脾、神门、肾、肝区。

1. 内生殖器区，可调节子宫、卵巢功能，调理月经。

2. 内分泌、皮质下区，可调节内分泌，调节激素水平。

3. 心、脾、神门区，可安神定志，调节睡眠。

4. 肾区可补益肾气，促进卵泡发育。

5. 肝区可疏解情绪，缓解压力。

· 居家压丸操作要点

先将耳廓穴区常规消毒，将敷贴材料贴在所选耳穴区上，稍用力按揉，使耳穴发热、胀痛，可留置1~3天，患者居家自行按压每日3~5次，每次约3分钟，双耳交替敷贴。

每次3~5穴，每周1~2次，连续治疗3个月为1个疗程。

· 注意事项

1. 耳穴压丸须居家按要求自行按压。

2. 如耳穴区皮肤破损，敷贴耳穴时避开破损处。

3. 如对胶布过敏，局部发痒或出现小疹子，及时取下胶布。

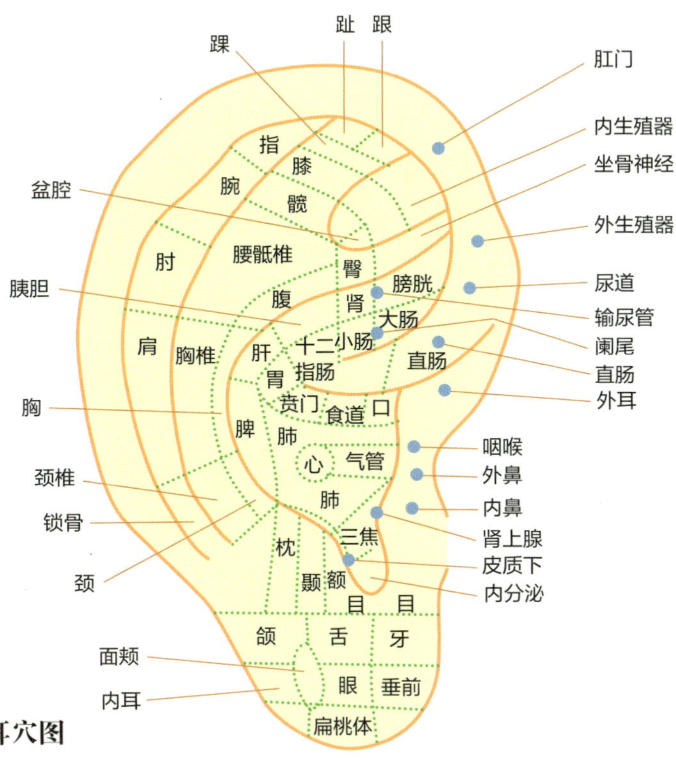

耳穴图

## 艾灸助孕

### 督脉灸

督脉灸是在人体背部督脉循行部位施灸，督脉总督六阳经，为阳脉之海，铺灸督脉，可温经散寒、补虚助阳，被称为灸法中的“天花板”。

**适用人群**

卵巢功能下降或早衰引起的不孕，虚寒性痛经或不孕，肾阳虚体质及抵抗力弱的备孕女性。

**注意事项**

督脉灸须在医疗机构由医务人员操作，禁自行操作。督脉灸须避开经期，治疗时，注意观察患者，以防烫伤。施灸后多休息，注意保暖，吃清淡饮食，多饮温开水，不宜做剧烈运动。灸后24小时内禁洗冷水澡，忌食辛辣刺激食物。

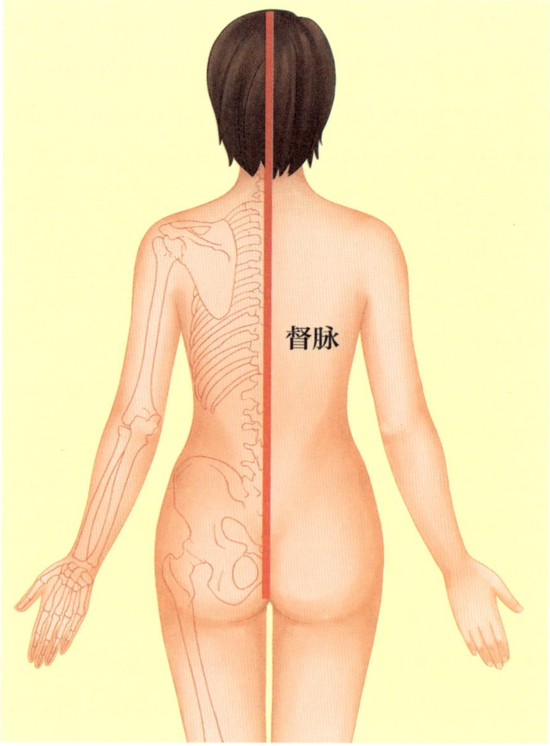

### 火龙罐灸

是一种集推拿、刮痧、艾灸、罐法等为一体的中医外治法，疗效好，安全，病人体感舒适。

适用人群

妇科手术后需促进胃肠功能恢复者、妇科疾病如月经不调、痛经、子宫肌瘤、癌因性疲乏及并发症、盆腔疾病手术后恢复、胃肠功能虚弱的备孕女性。

注意事项

火龙罐灸须在医疗机构由医务人员操作。须避开经期。施灸后多休息，注意保暖，多饮温开水。灸后24小时内禁洗冷水澡，忌食辛辣刺激食物。

## 针刺助孕

通过针刺穴位起到疏通经络、调和阴阳、扶正祛邪的作用，帮助患者恢复身体平衡，改善子宫内环境，增加受孕机会。

### 适用人群

针刺治疗范围很广，适用于患有各种妇科疾病的备孕女性，备孕女性亚健康状态，以及备孕身体调理。

### 注意事项

1. 针刺疗法须在医疗机构由医务人员操作。

2. 针刺治疗排卵功能障碍性不孕症有较好疗效，疗程较长，需要坚持治疗。

3. 针刺腹部穴位时需排空小便。

## 穴位埋线助孕

穴位埋线是将医用羊肠线埋入穴位中，利用羊肠线对穴位进行长时间持续刺激。它疏通经络，补气养血，调和阴阳，调节内分泌，改善子宫内环境，增加受孕概率。

### 适用人群

痛经、月经不调、单纯性肥胖、失眠、情绪不畅、脾胃虚弱等有受孕需求或不孕的女性。

### 注意事项

1. 穴位埋线须在医疗机构由医务人员操作，禁自行操作。

2. 埋线后需观察患者的反应，如有埋线局部不适或发热等，及时复诊。

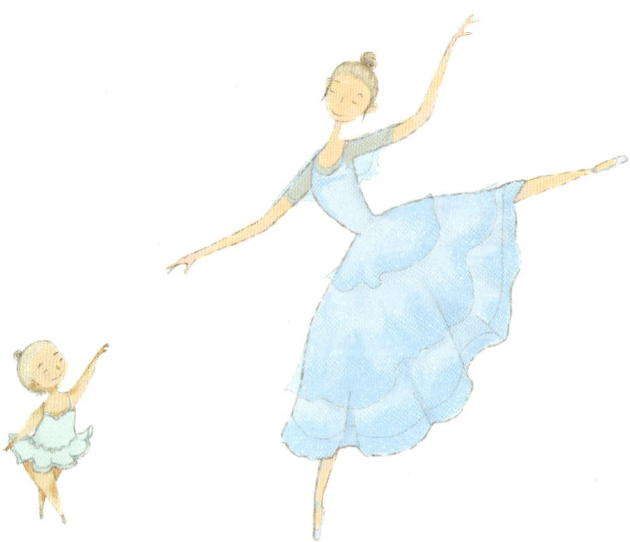